21世紀を生き残る

歯科医院繁栄への道しるべ

松井 嶺子 著

はじめに

明治の初期から本格的に始まった歯科医業ですが、大正、昭和、平成とめまぐるしく進歩し、その時代とともに変遷を遂げてきました。21世紀に入り歯科医業界を取り巻く環境はあらゆる面で厳しく、大きな節目を迎えようとしています。

開業歯科医院の院長である諸先生方におかれましては、この社会情勢の中での開業医としての位置づけを日夜考えておられていることと思います。

筆者が幼少の頃は、「歯科医院」というより「歯医者さん」という言葉が、ぴったりの時代でした。大抵は普通の民家の応接間を少し改造した診察室がほとんどでした。また歯医者さんも少なく、先生も患者さんもゆったり、のんびり、した感じで診察を受けておりました。勿論予約制でもありませんでした。それでいて生活も成り立っていたのではと推察されます。ある意味では、「古き良き時代」だったといえます。現代は乱立する同業者、少子化、高齢化、といった状況の中で、いかにすれば経営が成り立っていくのか？　試行錯誤されておられることと思います。

患者さんの望む歯科医療技術のレベルアップ等、本当に諸問題を抱えて日々の診療にあたらなければいけません。

マンネリ化になりつつある状況から逸脱し、特色あるより良い歯科医院づくりに少しでもお役に立てばと思い、医療側、患者側、双方の接点を見出し、明日への医院づくり、医院改革に少しでも参考になればと執筆した次第です。

この本に記載された内容の一部分でもお役に立てば幸いでございます。

目　次

魅力的な院長夫人になるために

歯科医院をサポートする有能なデンタルスタッフ

歯科技工物製作のエキスパート『歯科技工士』

信頼される歯科医師になるために

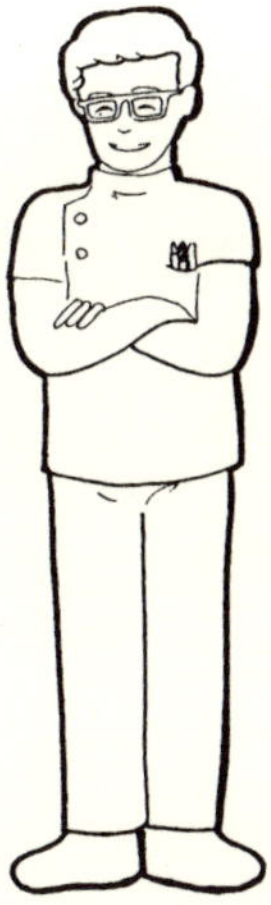

今、先生はどのようなお気持ちでこの本をご覧になっていらっしゃるでしょうか。
○本のテーマに興味を持ったから。
○何となく手にとってみた。
○価格が手頃だった。
○将来に不安を感じたから。
○マンネリ経営の打開策の参考に。
○自由診療の患者さんの増加を図るため。
等々。様々な思いからご覧になっていらっしゃることでしょう。

歯科医師は平成12年末現在で、全国でおよそ14万3千人程おられます。一年でだいたい3千人の歯科医師が誕生しています。このうち、平成12年末でおよそ6万人の方が診療所を開いておられます。とにかく犇めいていると言っても過言ではありません。毎年3千人の歯科医師が誕生しながら、その

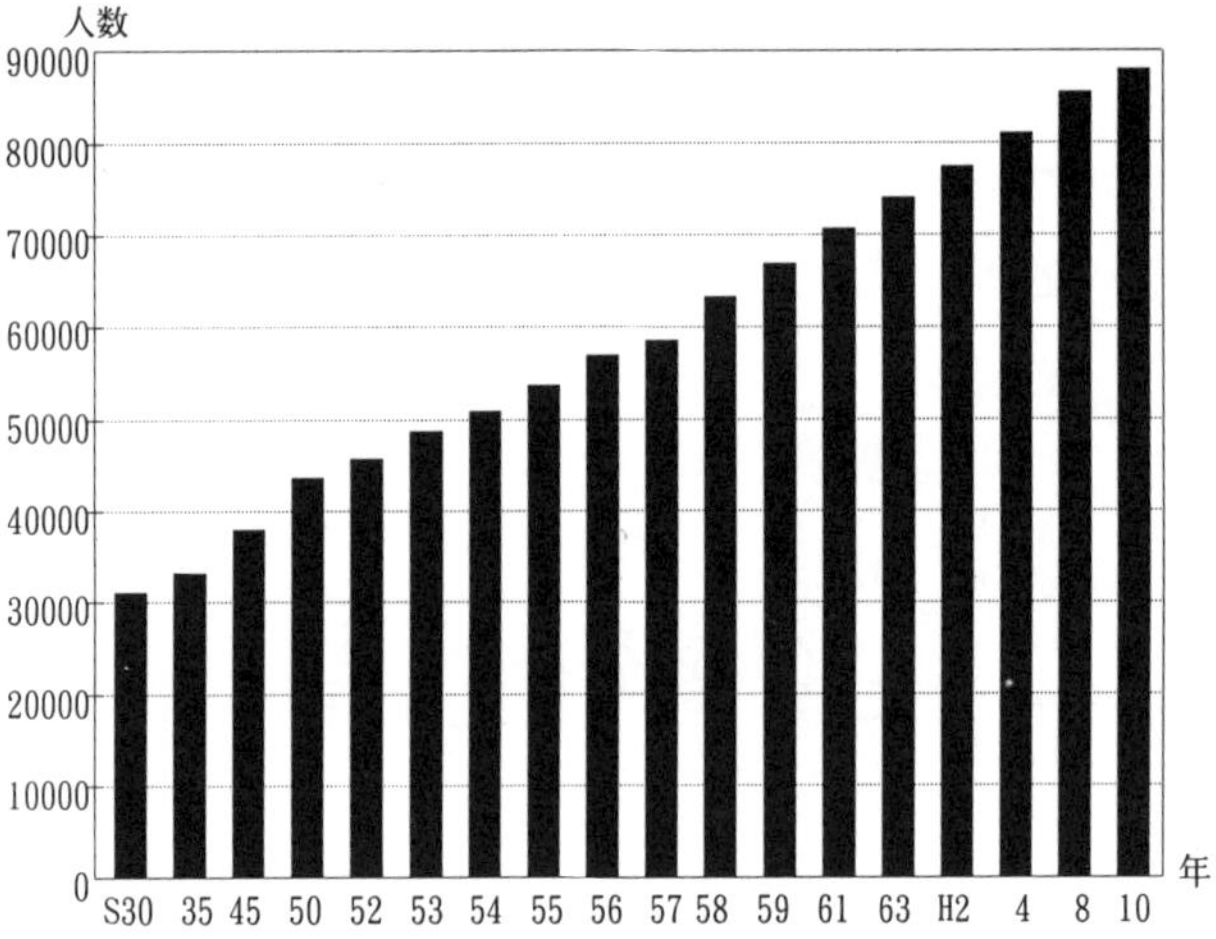

歯科医師数
厚生労働省大臣官房統計情報局　医師歯科薬剤師調査による。

中で一定の期間、研修をしたあと開院するのが一般的なパターンで、この繰り返しの結果、最近では歯科医師は飽和状態に近づいています。勇退される歯科医師は年約700人位おられますがまったく焼け石に水です。一昔前までは「先生」「先生」と言われていたのに比較して、この少子、高齢化社会を迎えた最近では、患者さんが歯科医師を選ぶ時代に様変わりしました。まさかこんな時代になるとは夢にもお思いにならなかったでしょう。

歯科医師の誕生まで

胸をワクワクときめかせて国立、公立、私立の歯学部に入学。6年間の勉学の後卒業、研修期間を経て開業する頃は元気、勇気とも百倍で希望に満ちていたことと思います。最近のような厳しい現実になるとは余りお思いにならなかったことでしょう。とくに親が開業医院をされていらっしゃったご家庭の子息は、その時代の開業歯科医は結構裕福に生活されているのが一般でしたから違いを痛切に感じていられることと思います。勉学の学費ひとつとっても、国立、公立は比較的安くすみますが、私立大学の場合は入学時だけで、まず1千万は必要と言われています。その上に諸費用（教材費、生活費、ワンルームマンション代等）を単純に見積もっても卒業までに億近い大金が飛んでいってしまうようです。

そのうえ開院となるとテナント料、器材費、人件費とまさに気の遠くなるお金が必要となります。そしてなんとか開院してみると、研修時代のように治療に追いまくられていたのが別世界のように自分の医院は閑古鳥です。こんな筈ではなかった！　と青くなり気を取り直してPRしても、患者さんはポツポツといったところでしょう。とくに昨今の不景気な世の中では保険診療の患者さんですら大幅に減少していると聞きます。どうしたら患者さんを呼ぶことが出来るのだろうかと日夜思い悩んでいらっしゃる先生方は大変多いのではないでしょうか。

歯科診療の世界は日進月歩の技術の向上、新しい医療機械器具の導入等で目覚ましい変遷を遂げ発展を続けています。この趨勢に乗り遅れないためには設備投資だけでも莫大な費用が必要です。たとえば、今や歯周病はレーザー治療が脚光を浴びている時代ですが、器械も数百万〜一千万円近い金額です。この器械をフルに活用し、レーザーブリーチ等も行い採算がとれる方向にもっていかなければいけません。また、

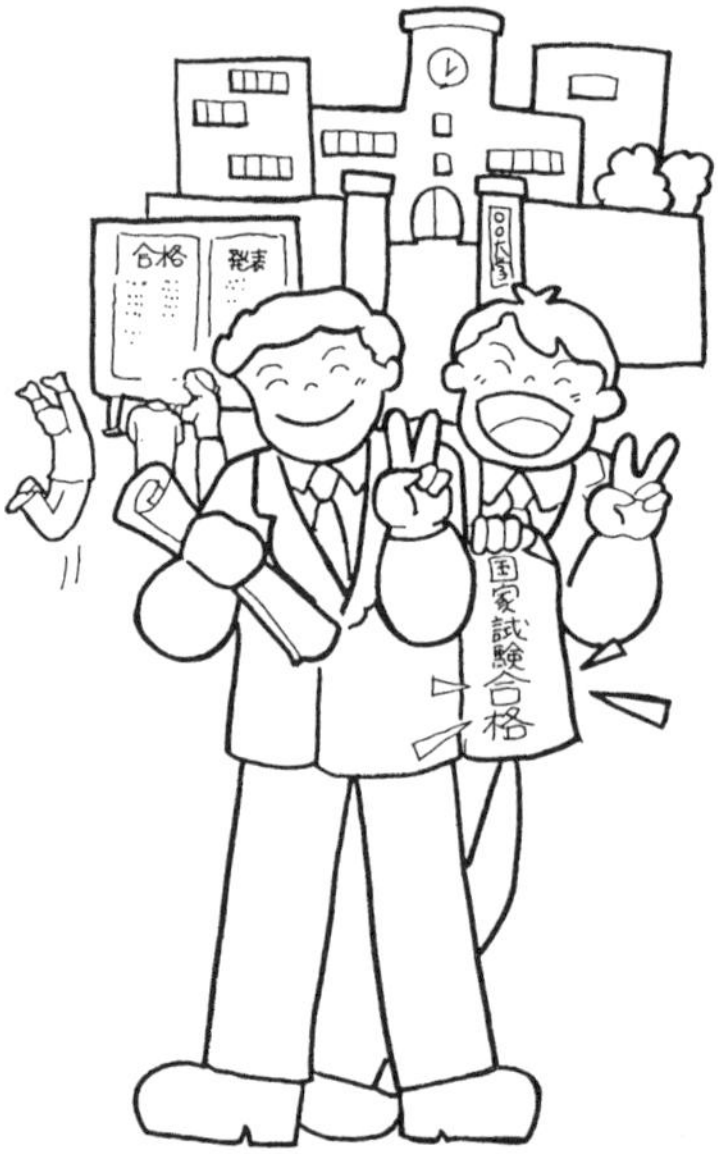

虫歯も今までのようにガリガリと削らず充填する方法も開発されています。「カリソルブ」という薬を使用した治療方法です（ただし、この方法は今のところC2迄だそうです。厚生労働省の認可もまだ下りておりません）。患者さんはとにかく痛くなく楽に、かつ安い治療を望みます。新しい器械を入れないと患者さんはきてくれない、器械を導入しても患者さんはこない……。歯科医業にとって誠に難しい現実が目の前にあります。しかし世の中、不景気と言っても歯の痛みを我慢することは到底不可能なのですから諸先生方もそう落胆ばかりしていてはなりません。要は如何にすれば……という事なのです。そのノウハウをこれからご一緒に考えてゆきましょう。少しでもお役に立つヒントになれば幸いです。

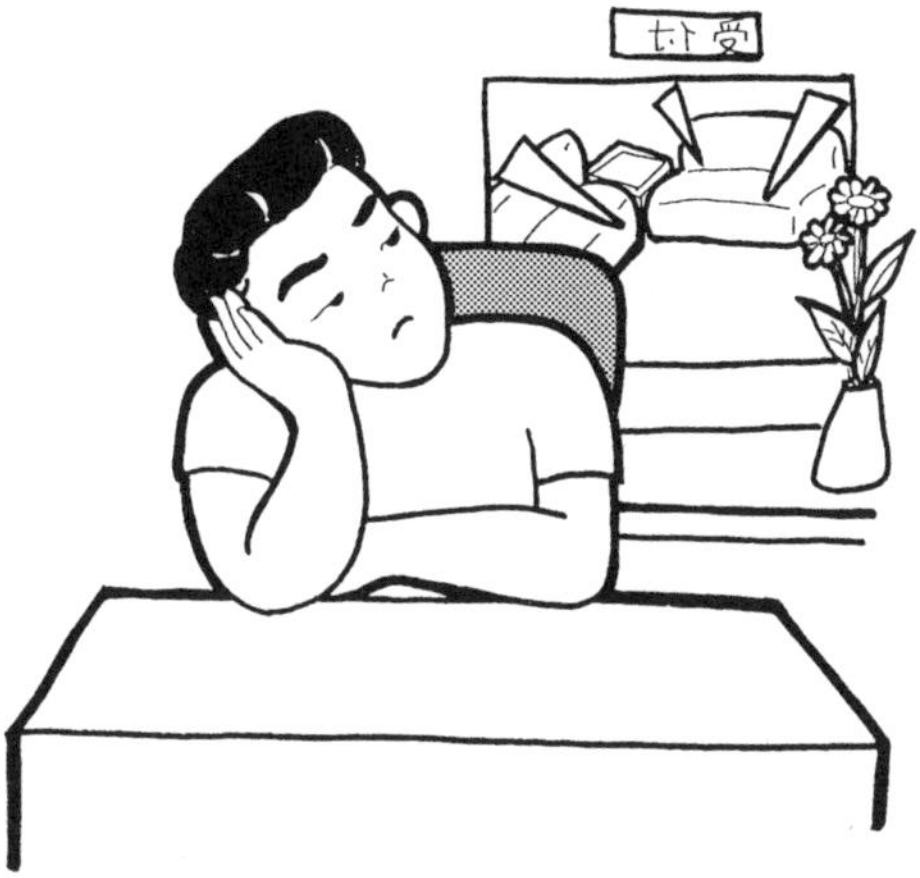

あなたの医院は患者さんが来院しやすいでしょうか?

歯科医院と言えば誰もが苦笑し、行きたくない病院のNo.1なのです。ガリガリと歯を削るタービンの音、カチャカチャと器具をトレーに置いたりする金属音、冷たそうな医師、事務的で無愛想なスタッフ――まず浮かんでくる歯科医院のイメージはこんなところでしょう。それゆえつい行きそびれて、我慢の限界で歯科医院へと駆け込んでくるというのが大半のパターンです。先生方も、もう少し早く来てくれれば……と診察しながら思われたことも多いと思います。この来院嫌いの患者さんを如何にしてご自分の医院に足を向けさせることが出来るか原点に立ち返って考えてみましょう。

建物全体の外観について

最近はエステサロンのようなゴージャスな雰囲気の歯科医院が増加していますが、建物の全体的なイメージが冷たくないでしょうか? もしコンクリート造り等のために冷たい感じであればガーデニングをして華やかさを出しましょう。花を配置することで明るさ、暖かさ、柔らかさが強調出来ます。

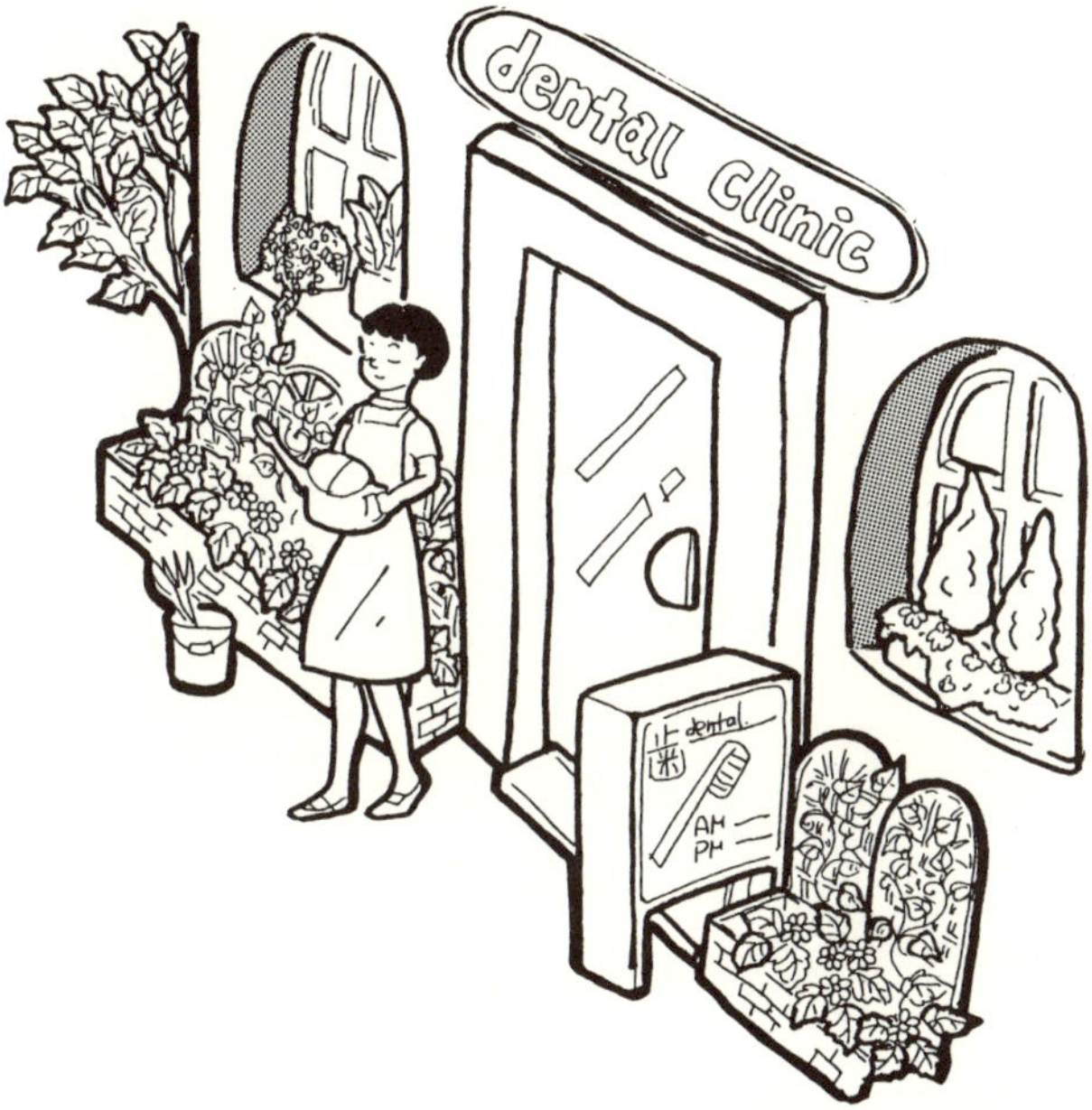

診療所内について

待合室

・清掃がよく行き届いていますか?

・雑誌やパンフレットが散乱していませんか?

・室内が暗くないですか? 採光の加減で暗ければ明るい色調のカーテンに変えると明るさが強調されます。白いカーテンであればフリルを使い、冷たさをなくします。青は鎮静感をもたらします。ピンクはぬくもりを感じさせます。赤は躍動感を感じる色ですが歯科医院の場合は血を連想させせタブーです。

・高齢者や乳幼児のためのバリアーフリーを配慮していますか？

受付

・患者さん側から見て質問しやすくなっているでしょうか。あまり不用な物を置かないで間口はゆったり広くしておきましょう。広告物が乱立していて、いかにも手狭なところがよく見受けられます。

・患者さんの緊張を和らげるためには花を活けると良いでしょう。

診察室

・清掃が行き届いていますか？

・器具の殺菌、消毒は万全ですか？　また整理整頓がなされていますか？

・スピットンの周囲は印象の破片やセメントが飛んでいませんか？

技工室

・患者さんの眼の届かないところですが、仕事の性格上石こう等が散乱するのはやむを得ないでしょうが、出来るだけ綺麗にしておきましょう。

清潔感を大切にすることです。

患者さんは自分の医療行為を行ってもらうところですから、案外細かいところまで見ています。最近はエステサロンと見違えるくらいの歯科医院がありますが。それだけ雰囲気作りに気をつけている証拠でしょう。

人材について

〈スタッフの教育〉

患者さんがドアを開いて、まっさきに眼につくのが受付スタッフの応待です。憂鬱な気分で入ってきた患者さんですが、明るく感じのよい笑顔で「どうなさいましたか?」と応待されると気分も大分和らいできます。質の高い受付スタッフはその医院にとって大きな看板です。応待の善し悪しでその医院の値打ちが決まると言っても過言ではありません。しかし現実には100点満点に近い受付スタッフは何人位おられるでしょうか? ほとんどがマンネリ化しています。自分にとっては変化のない仕事かもしれませんが、患者さんは日々同じ人ばかりではありません。時には、一流企業の受付の見学も大いに参考になります。最近の社会現象を反映してか、茶髪（金髪に近い色）、流行色のマニキュア、乱れた言葉づかい等、一社会人としてのモラルが欠けているのではと思われる人が多いのは否めません。このような人を院長が一から教育するということはとても出来ません。多くの院長はスタッフを研修会に参加させることで事足れりとされているようですが、折角学習したこともスタッフが日常の場面にフィードバックして生かさなければ意味がありません。筆者が歯科助手、医療秘書の研修に実際参加しての体験、感想ですが、研修会に参加している多くのスタッフの中には、ずーっと居眠りしている人や携帯電話でメールを送っている人等もいて、院長が「参加してこい」と言ったからきたという声もかなり聞かれました。勿論真剣にメモを取り学んでいるスタッフも大勢いましたが、とにかく学んだことを現実に生かしてゆくように指導してゆかねばいけません。

〈スタッフのレベルアップについて〉

一から十まで院長及び院長夫人が指導出来るものではありません。そこでスタッフのレベルアップについては人望のある少し年長の歯科衛生士もしくはベテランの助手を『主任』として指導に当たらせるのが最良の方法だと思います。勿論それなりの手当てをはずんで下さい。人のやる気を呼び起こすためには、院長は少々のお金を出し惜しみしてはなりません。チームワークをがっちりして万全の体制で患者さんに接することが自由診療を伸ばす一つの大きなポイントです。まとまりきれない時は、院長は院長夫人にも参加を促し最善の方法を見いだしてください。「院長夫人」の項でも述べますが、院長夫人も昔のように家庭内の事だけをやっておればいいという時代はとっくに過去の事になりました。今の世の中では『夫』である院長とともに考え、アクションを起こしてゆく気構えがなければ生き残ることは難しいと言えるでしょう。院長がスタッフにダイレクトに注意するとスタッフによっては怒れたという気持ちを持ちかねない場合があります。勿論院長でなければ解決できない事は当然院長の指示を仰がなければなりませんが、こうした場合には、時として院長夫人が中心的なまとめ役を果たすことによって、院内全体のベストなチームワーク作りがスムーズにゆくことが往々にしてあります。ですから院長夫人は常日頃から院内の雰囲気、人心の流れを把握するように心掛けていなければならないのです。

院内の雰囲気づくり

来院された患者さんについてスタッフの誰もがおおよその理解をしているとアプローチもしやすいのです。ただ治療して「ハイ、サヨウナラ！」ではなく、スタッフの人達が患者さんひとりひとりに親近感を持ち、また患者さんもスタッフに親近感を持っていただくと、ご自分が悩んでいること、こうして欲しいことが把握しやすくなり、いつの間にか他の医院へ行ってしまわれるという患者さんの流出を未然に防ぐことが出来ます。今盛んに言われているインフォームドコンセントも患者さんの本音を聞けてこそ本当の意味のインフォームドコンセントと言えるのではないでしょうか。患者さんがご自分の思っていらっしゃる事を口に出しやすい雰囲気があれば、後でクレームがくるということも少なくなります。そしてそれが信頼されるホームドクターへの第一歩であることは言うまでもありません。

あなたは患者さんにとって親しみやすい院長さんでしょうか?

スタッフがいくら感じが良くても院長自身の感じが悪いと台無しです。昔ながらの「医者は偉いんだぞ!」と患者さんを一段高いところから見下ろす姿勢では、治療が上手でも患者さんは二度とやってきてくれません。患者さんにしてみれば高いお金を払って気まで使うのではやり切れません。事実腕は上手だけれど怖い先生と評判の歯科医院を時々耳にします。昔のように歯科医院がそれほど多くなく患者さんも我慢して通院せざるをえない状況の場合にはそれでも経営が成り立っていたのでしょうが、今や患者さんが歯科医院を十分に選べるほど数が増え競争が激しくなっています。

〈医者はサービス業である〉

競争が激しくなればなるほどまた技術的に差がなければないほど、医院経営もサービス業的な要素が大切になります。患者さんをもてなすと言うと語弊がありますが、歯の具合が悪くて鬱陶しい顔をしてきた患者さんに、苦痛を取り除いてあげることで少しでも明るいお顔で帰っていただく、常にこうした心掛けで患者さんに接してゆけば患者さんの増加、自由診療の増加の道が開けてゆくのです。後ほど詳細をご紹介しますが、99.9%自由診療で成功を収めていらっしゃる先生は、やはりこうした点にも気を配っておられ、患者さんから見れば満点に近い信頼の高い存在です。医院経営が惰性に流れないよう院長、院長夫人、スタッフが協力して工夫してゆくことが肝要です。

院長自身が発想の転換を図る

院長がスタッフに対する態度は直接には患者さんに関係のないことのように思われますが、案外そうではありません。多忙だからと言ってご自分の感情にまかせスタッフに荒い言葉で指示を出しておられる院長先生……こういうタイプの方は、知らず知らずのうちに「雇ってやっているのだぞ！」と言う気持ちが態度に出ています。歯痛でただでさえ気持ちが落ち込んでいる患者さんが診療台で治療中、間近で院長のそんな怖い一面を見てしまうと、自分が怒られているような惨めな気持ちが伝染してすっかり治療に通院しようという気持ちが萎えてしまいます。治療は院長にとって毎日単純な流れ作業かもしれませんが患者はひとりひとり別人です。個々の患者と接する時間は短いものかもしれませんが、その短いやり取りの中で繰り返される印象が医院のイメージとなってゆくのです。スタッフがよく替わる医院は院長にも責任がないのか謙虚に反省してみることが大切です。狭い組織の中ですからスタッフに対する気遣いは医院のチームワーク作り、明るい雰囲気作りの重要な要素です。小さいことのようですが来院する患者さんは医院という狭い空間の中で通常以上に神経を過敏にして院内の出来事を見聞きしているということです。

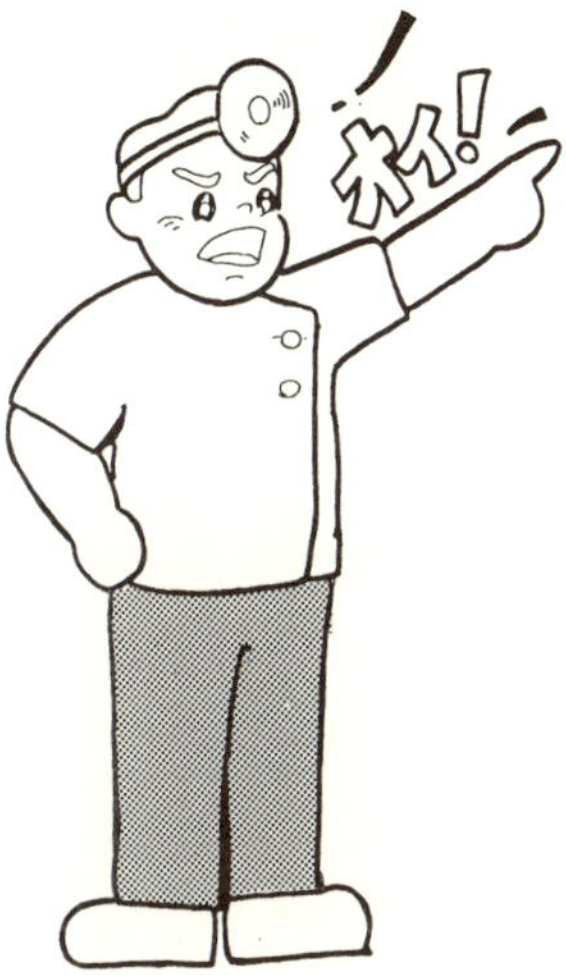

他の科の医院と親しくしておこう

歯科医院の所在地周辺の、他の科の医師と日頃から親しい関係を構築しておくと何かと便利です。とくに住宅地で開業している場合に親しい内科の先生が同じ住宅地におられると患者さんの疾病、体質等の情報が得やすくとても参考になります。患者の立場から言えば、かかりつけのお医者さんと言うことになればどうしても自宅の近所の医院が便利だからです。Aさんは高血圧、Bさんは糖尿病の持病持ち、Cさんは抜歯の際に出血が止まらない体質等。貴重な情報交換のネットワークづくりを心掛けるべきです。都心部のビルにテナント入居しての開業の場合でも事情は同じです。

患者さん増加への一般的アプローチ
――住宅地での自宅兼医院の場合――

○地域の住民に積極的に打ち解けてゆく。

○自治会の役員を断らない。開業医で多忙を理由に断りたい気持ちに成りがちですが、お高く止まっていると見られがちな印象を解消するチャンスです。役員会の会合にも出来るだけ出席して顔を広めれば親近感が増します。どうしても都合の悪いときには夫人に出てもらうなどで会を大切しているのだという印象を持ってもらえればシメタものです。

○急患にも出来る範囲で快く応じましょう。痛い思いで切羽詰まっている時に気持ち良く診察してもらえれば、患者さんに喜ばれ評判も良くなります。もっともあくまでも自分が出来る範囲で考えてください。

○異業種の多くの人と接する機会を持つこと。

職業上診察室に閉じこもりがちで、案外世間知らずな院長も多く見られがちです。他の業種の方々と交流を持つことにより、関心事、話題づくり、別な分野への興味と、自分の世界が広がり異なった視点で物を見る眼が養われます。またちょっとしたことから患者さんが『こんな事を望んでいるのだなぁ』ということが分かるきっかけを掴む場合があります。異業種の人の交流の場には是非積極的に出席して下さい。

○今来院されている患者さんを大切にすること。

現在来院されている患者さんは保険診療、自由診療に拘わらず大切にしましょう。いつも自分の医院に来てくれているからとタカをくくっていると患者さんは少しずつ減ってゆきます。手ですくった砂が指のあいだからこぼれ落ちてゆくようなものです。常連の患者さんは新しい患者さんを口コミで呼びこんでくれる貴重な存在です。お金を掛けてＰＲするだけが能ではありません。

○患者さんの事を良く知っておくこと。

患者さんが病気、怪我、入院等のニュースを掴んだら、すぐにお見舞いの電話を入れるか、暇があれば見舞うと良いでしょう。患者さんの家にご不幸（ご自身は勿論のこと、ご両親、同居のご家族）があれば弔問しましょう。院長が伺えないときは夫人の代理で結構です。取り込んでおられる中にも印象深く覚えておられ、後にお礼を言われます。他の人達も「××歯科医院の奥さんが」とよく見ておられます。住宅地での開業はこうした普段の細かい心配りが近隣の評判になり患者さんの増加に繋がります（回覧等によく目を通しておきましょう）。

当医院では、これらの小さな事を実践しておりますが、非常に喜ばれ、患者さんのご家族、友人と次々と来院してくださいます。日常の限られた時間と出来事を如何に有効に使うかが重要なポイントです。

○同業者は新しい情報源です。大事に付き合いましょう。

休日に同業のドクターとゴルフに行くことは気分のリフレッシュになる

だけでなく、経営にプラスになる業務に関する新しい情報を思いがけずキャッチ出来るチャンスです（もっともどんなに懇意であっても同業者ということで、肝心の点はおのずから限界があるのは当然ですが）。

○社会活動への参加

ライオンズクラブ、ロータリークラブ、お子さんのある方でしたらPTAの役員、若いドクターでしたら青年会議所等は業界の動向、知識、見聞を得、顔を広めてゆく良い場です。時間の許す限り参加しましょう。こういったところへ参加される人は将来自分の医院の患者さんになりうる可能性が大なのです。院長夫人も趣味の会、スポーツクラブ等に参加するとよいでしょう。顧客層を広めてゆく一つの機会です。

○地元の既成団体の利用

婦人会、婦人学級、自治会等、各地域には様々な団体が存在します。これらの団体から歯に関するイベント（たとえば6月の虫歯予防月間に講演を依頼される等）への参加要請があれば喜んで出掛けて普及活動を行いましょう。勿論無料で興味のある方だけ参加して頂くのですからとくに問題はないと思います。こういう場だと普段行きつけの歯科医院に行っておられる方でも質問がし易いのです。行きつけの医院は行き易いけれど院長が多忙でゆっくりと質問が出来ないのです。こういった機会は患者さんに喜ばれ、気に入っていただくと貴方の医院に転院してもらえるものです。人はちょっとしたきっかけで簡単に心変わりしやすいものです。

○ダイレクトメールの効果的な利用

歯の定期健康審査の案内、お誕生日の検診案内は今ではどこの歯科医院でも実施されるようになりました。でも折角ダイレクトメールを出してもゴミ箱へポイ捨てされるのがほとんどです。ダイレクメールの作り方に問題があるのではないでしょうか。経費をかければ良いというものではありません。むしろパソコンを利用して経費節減を図りながら目に留まる内容にするのが賢明です。患者さんの年齢、疾病に合わせきめ細かく効果的に何通りか作成するのが良いと思います。たとえば、乳幼児にはフッ素塗布、合わせてお母さんへの歯の検診のすすめを内容としたもの。学童のいるご家庭が対象であれば虫歯予防と痛くなる前の検診のすすめ。若い女性には歯の審美を中心とした内容。中高年層には歯周病の防ぎ方と歯の病気は体全体の管理の失敗にあることを教えて、食事の改善方法等をビジアルなイラスト入りで説明したもの。老齢層には日進月歩しているフルデンチャー、パーシャルデンチャーの新製品等（たとえば食物の味が分かるトルティシュなど）今までなかったような画期的な商品のＰＲを中心としたものなどいろいろ工夫の余地があると思います。多少の手間はかかりますが、ポイ捨てが減ることは間違いなしです。「××歯科医院」と貴方の医院の名前が記憶の片隅に残るだけでも十分効果があったというものです。

○広告による集客方法

看板（街路、駅構内、ベンチの看板等）、バスや乗物の車内アナウンス、車内広告などいろいろな方法が考えられます。しかしただ漫然と使っているのでは効果もありませんしもったいない話です。広告は同業者に限らず、利用者全部が競争相手と思ってください。貴方の医院の名前が出来るだけ目につきやすい位置を確保するようにこまめに広告業者と連絡を取らねばなりません。バスの停留所のベンチ広告などの場合、たとえ一駅位遠くても乗降客の多い所へ設置するのが上策です。また広告は遠くからでも目立つようなカラーの組み合わせの工夫が必要です。表通りに面していない医院、都心部の広告物の多いゴチャゴチャしたところのビルの2Fの医院等の場合は、目線に合った位置に赤色の矢印などを使ってハッキリ貴方の歯科医院の存在をアピールする広告に仕上げねばなりません。時々ペンキのはげ落ちかかっている広告が放置されているのを見ますが逆効果です。すぐに修繕しましょう。患者さんの心理をいろいろな角度から視点を変えて見てみると案外気づかなかったことが判ってきます。そしてそのことが効果的なPR方法の発見に繋がります。時には医院という内側の世界から抜け出して「発想」することをお勧めします。

他のサービス業から学ぶ

繁盛する八百屋さん、豆腐屋さん

私の住む住宅地の一角に八百屋さんと豆腐屋さんがあります。そこから自転車で5分も行けば大きなスーパーが5軒もあるのですが非常に繁盛しているようです。豆腐一丁のお値段は140〜170円と決して安くありません。国産大豆の使用と安全性を強調していますがスーパーに行けば、ずっと安くきれいにパックした豆腐を購入出来ます。野菜もスーパーでは大量仕入れで値段の安い旬の野菜が綺麗に並べてあります。それにも関わらずこの八百屋さん、豆腐屋さんが頑張って営業を続けておられる秘訣はどこにあるのでしょうか。気をつけて見ますと、その秘訣はお客さんに対するほんの一寸した気配りであることがわかりました。豆腐屋さんは若夫婦ですが朝早くから自宅の製造所でフル回転で働いています。これ自体は差程珍しい光景ではありませんが、お客さんに販売するときの接客態度が夫婦ともとても気持ちがいいのです。30円のすし揚げ一枚でもやさしい笑顔で売ってもらえます。豆腐がほんのちょっとでも欠けていると、何も言わなくて値段を大サービスです。

家庭で使うのだからそんなに気にしてくれなくても良いようなものですがお客を大事にしてくれる気持ちが伝わってきます。この思いやりが固定客を作っているのでしょう。八百屋さんの場合もお店は広くはないし、品数も豊富というわけではありません。ショーケースの商品は時間を決めて水を打っている訳ではないので、むしろ夕方には萎れて見えます。お値段も特別安いということもありません。しかしとても繁盛しているです。なんとなく引きつける魅力があってこのお店の前を素通りしにくいのです。お店の御夫婦がお客さんそれぞれにあった応対をしているのがポイントでした。勤め帰りのお客さんには『お帰り。今帰ってきたの』と声を掛け、病気の親を持っておられる方には『おばあちゃんいかがですか?』とさりげなく気さくに話し掛けられます。お客さんには、この何気ない一言がとても嬉しいのです。また、野菜の料理法もワンポイントで教えてくれます。対面販売ならではの利点です。

ヘアーサロンの繁盛の秘訣

ご結婚されている院長先生は一度奥様方にヘアーサロンの選び方について

尋ねて見てください。大抵の奥様方には行きつけのヘアーサロンがあります。代金は1万数千円が相場で利用回数は人によりまちまちですが、だいたい3か月に1度のパーマと1か月に1度のカット（約4千円）が一般的です。女性にはかなりの出費です。近頃美容組合に加盟していない低料金のヘアーサロンを見かけます。不景気な時世を反映して利用者がこちらの方へ流れそうなものですが大部分の方は行きません。何故でしょうか。答えは簡単です。行きつけのヘアーサロンが自分にとって楽だからです。新しいお店ではどんなヘアスタイルにしてほしいのか説明しなければなりませんし、その通り出来あがるのか不安が先行します。その点、行きつけのヘアーサロンはお客のヘアスタイルを熟知しています。黙っていても気に入りの型に仕上げてくれます。スタッフとのお喋り、頃合いを見計らって出されるコーヒー、紅茶のサービスと気の効いたお店の雰囲気もお客をリラックスさせてくれます。お客はご機嫌で大金を支払い、笑顔で帰ってゆくのです。ヘアーサロン経営の立場からみれば、テナント代（自宅開業の場合は当然ながら不要）、設備費、材料費、人件費とかなりの投資額を要しますが、うまくお客さんの「心」を掴んで固定客を確保すればかなり魅力的な商売と言えるでしょう。もちろんお客の心を掴むためには、日々の大変な努力の積み重ねが必要ですが。

私の行きつけのヘアーサロンは周辺に10数件の同業者がいる競争の激しい地区にあります。そのお店は他店よりも多少料金が割高ですが、このお店だけが不況知らずでいつも満員です。何故か。前に述べたようにこのお店はお客さん一人一人の性格、気に入りのヘアスタイル、家族構成（お子さんは何才位か等）、ペットの種類等すべて覚えておられます。ぼんやりとお喋りしているのでなく、何気ない話題でも役立つ要点を聞き逃さないように注意されているのです。店を覗いて満員の場合には、後から「今、空いております」と必ず一報があります。運悪く雨が降りだしたりすると「傘をお持ちですか」と傘を貸してくれます。固定客が十分一杯のようですが、店長（経営者）をはじめスタッフ全員のひとりひとりのお客さんを大切にもてなす心遣いは変わりません。ここに商売繁盛の秘訣があるようです。

話が横道に逸れ雑談に近いことを縷々述べましたが、ご自分の身の回りの他業種をちょっと観察してみるだけでも歯科経営に参考になるヒントが沢山隠されています。そしてどの業種の場合でも固定客を掴むことがいかに大切かを知っていただきかったのです。

歯科医の固定客づくり

歯科医師の場合、先行投資が比較にならない程大です。その償却を出来るだけ早く行うには是が非でも患者さんの集客、固定客づくりに腐心しなければなりません。今まで述べたことでお判りになったと思いますが、単に診察を繰り返しているだけでなくちょっとした工夫を凝らすことが肝要です。身近な例を上げてみましょう。

○まず患者さんに親近感を持ってもらうこと。きっかけはどんな些細な話題でも良いのです。患者さんの保険証、カルテの記載事項を材料にさりげなく会話を始めるのも一つの方法です。要は『医者』『患者』の隔たりを縮めれば良いのです。

○ちょっとした気配りの効いたサービスを自然に出来るように心掛ける。たとえばクラウンが取れたと言って固定客がやってきたら、無料で接着のサービスをしてあげるぐらいの気前が必要です。面倒がらないことです。患者さんはとても得した気分になり、貴方に対して良心的な印象をお持ちになることうけあいです。

○技術の向上に努めること。患者さんから見れば「仕事に熱心な先生」は信頼を寄せる基本ですから最もベーシックな事柄です。

口先だけの親しみでなく親身な親しみと『上手な腕』。この二つがかみ合えば自ずから患者さんが増えます。反対に口ベタだから、照れくさいからと言ってこうした努力をなおざりにしてはいけません。歯科医師の方は仕事柄、手作業中心で手に神経が集中しているせいか口ベタを自認していらっしゃる人が多いようですが、少しずつ改善して患者さんとの会話を心掛けて行って欲しいと思います。

事例 ―― 自由診療に成功されたA歯科医師

A歯科医師は患者さんのほとんど99.9%が自由診療の患者さんです。「自由診療」という言葉は今では患者さんの方にもほぼ理解されるようになりました。特に最近は「審美」を中心にした治療、インプラント、歯周病改善治療、レーザー治療と自由診療の領域が広まっていますが、A歯科医師は30年程前からその時代に即した最先端の治療を行っておられました。開業後の数年の間は、保険の患者さんの履物で玄関はごった返していました（患者さんの数が多い割りには収入は思ったほど上がらなかったことでしょう）。通勤のサラリーマンを考慮したためか、早朝6時から診察を始め、夜は若干早めに切り上げておられましたが、それでも拘束時間の長いこと、保険の患者さんの多さに一日終わってみると疲労困憊でした。その後試行錯誤を繰り返されましたが、そのうちに先生に対する信頼も高まり、多くの患者さんの中から先生の勧めに従って自由診療に移る患者さんが増えだし、今ではいつの間にか自由診療が中心の経営が見事になし遂げられているのです。もちろん「保険診療」も看板に掲げているからにはその要望を拒むわけではありません。先生の説得の努力が徐々に実ったものと言えます。来院される患者さんも保険診療の患者さんが多かった頃と違って、ゆっくり、丁寧に時間をかけて診察してもらえるので、次第に自由診療の固定患者が増えていったのでしょう。先生ご自身の意識改革の努力も大であったと考えられます。博士課程を卒業され海外への留学の経歴を持つ『ベテラン』といわれる先生であれば、お高く止まっている方も多くいらっしゃるのですが、A医師は「医者はサービス業」の精神に徹されました。ソフトで感じよく、礼儀正しく患者さんひとりひとりを大切にして、心をしっかり掴んでおられます。本当に誰もが好感を持っているのです。歯で悩んでこられた患者さんが帰りには、なんどもお礼を言って頭を下げて帰られる姿をたびたび見ております。大金を払ってもらい感謝される……こんな理想的な歯科医院経営の先生は少ないと思います。

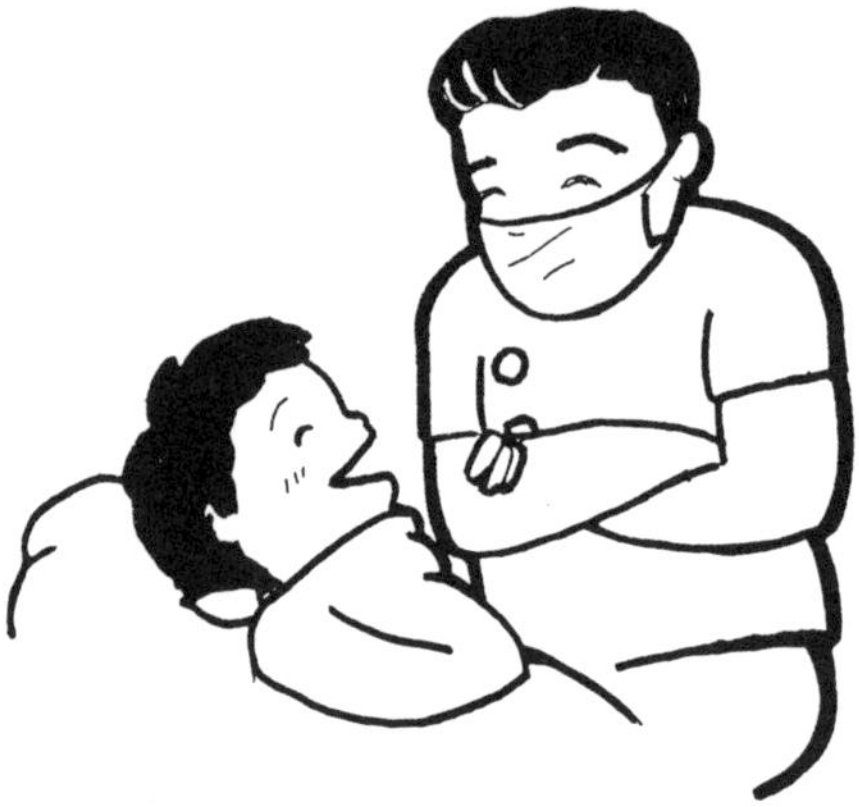

経営者としての手腕プラス上手な技術。車の両輪のようなこの二つをしっかり持っていなければこの競争の激しい時代を生き残ることはできません。患者さんのニーズ

を正確に把握し的確な技術で応えて患者さんに喜んでいただく。そしてそれに見合う正当な対価をいただく。これからの開業歯科医院のあるべき姿でないでしょうか。

短所を長所に変えよう！

人は誰でも長所と短所の両面を持っているのが普通です。開業医師の場合、一般のサラリーマンのように「あいつ、変わっているなぁ」と言われるだけではすまないのです。院長のイメージは即その医院の善し悪しの評判に跳ね返ってくるものですから、短所を長所に変えていくように努力しなければいけません。患者さんから見て嫌われるのは次のような性格です。

◇短気である。お客の患者さんがいちいち院長の顔色を伺わねばならないような雰囲気では馬鹿らしくなって患者さんの足は遠のきます。

◇説明を面倒くさがる。

患者さんをお客様と思っていない心の隙がそうした態度になって出てくるのです。納得できないのでは患者の方も診療を続けてもらう気にならなないものです。
◇無愛想。診てやっているという高飛車な態度。
◇慇懃無礼。
まだいろいろあるかも知れません。こういうドクターはよく繁盛して大きな利益をあげている医院に見学に行ってその秘訣を勉強されると良いでしょう。自分の医院に閉じこもってばかりいると、知らず知らずのうちに患者さんに対する姿勢が横柄になり、欠点が見えにくくなってしまっているのです。原点の気持ちに帰りサービス業の精神に照らして、自分の短所を改善してゆく努力をしなければ足元から自己崩壊してゆくばかりです。
○他のサービス業の講演会に参加しよう！
「医療経営」の講演会も結構ですが、視点を変えて「人を和ませる話術」「セールスのポイント」こういった類の講演会に積極的に参加するのも自分の短所を長所に改善してゆく有効な方法です。きっとお役に立つヒントが講演の中にある筈です。

スタッフの協力で短所をカバー

人はそれぞれ顔が異なるように個性もまちまちです。いろんな工夫をしてもこれだけは克服できない！そんな苦手な面のひとつやふたつは誰でも持っています。たとえば、どうしても話術がダメな歯科医師は夫人やスタッフの歯科衛生士、助手、受付の人達の助けを借りて院内の雰囲気を明るくするように努めねばなりません。「今日は良いお天気ですね。やっと春めいてきましたね」と笑顔の会話があるだけで院内はパッと明るくなりますし、歯科医院にくるのがイヤでたまらなかった患者さんの気持ちをホッとほぐします。次回の来院がそう億劫にならなくなってくるのです。院長は夫人、スタッフの助けを上手に引き出し、このようなお金のかからない無形のサービスを大事にこころがけてゆかねばなりません。

スタッフを上手に使って行こう

仮に貴方の医院の歯科衛生士の給料を時給に換算して2千円位とします。その場合には2千5百円位の働きをその歯科衛生士さんから引き出すように仕向けねばなりません。助手、受付に対しても同じように言えることです。あからさまにこっちが雇っているんだという態度を仕事の端々で見せると、人間は感情の動物ですから2千円払っていても1千5百円分ぐらいしか働いてくれません。仕事の上ではスピーディな処置が要求されるケースもありますので、そんな時には多少口調がきつくなるのはやむを得ませんが、問題は後のフォローをしっかり行っているかということです。患者さんが大勢だった日は、スタッフの帰り際にやさしく「今日は疲れただろうね。ご苦労さま。ありがとう」とニッコリ一声かけてあげれば、スタッフも人間ですから『あッ、先生はわかってくれているんだ』と体は疲れていても気分の良いものです。スタッフ一人一人の通常の雇用条件は勿論のこと、誕生日、クリスマスなどのメモリアルデーにちょっと心を配ってあげることがスタッフのやる気を引出し、医院の売上向上の原動力を発揮してくれるのです。「人は財産のうち」と昔から言われます。スタッフが気持ち良く「今日もまた頑張ろう!」とやる気を起こしてくれるように配慮することが財産作りの第一歩です。

患者さんの意見を大切に

自分の医院は中から見ていると判らないものです。どういう欠点があるのか？ なぜ患者さんが来院してくれないのか？ こういった事柄を少しでも知ることが出来るのがアンケートです。記名だと勿論書きづらいものです。あまり長いものではなく、簡単明瞭な無記名のアンケートにして書いていただくようにすると今後の参考になります。

○患者さんのクレームを大切に！

一般的にはクレームと言えば嫌なものです。しかし患者さんのクレームこそ大切にして下さい。説明して納得していただければ必ず固定客になっていただけます。当医院では次の患者さんの診療時間の関係上、説明不足のままで不満顔で帰宅された患者さんには後で必ずお電話をいれ説明の補充をさせていただいています。すると患者さんも快く納得され「また、よろしくお願いします」というありがたいお言葉が帰ってきます。不満を持ったまま黙って帰られた患者さんをそのまま放置しておくと転院されてしまいます。人間であり仕事をしている以上クレームはつきものです。完璧ということは無理です。真摯な態度で説明、あるいは説明の補足をして納得していただければクレームは最小限にとどめることが出来ます。

技術の向上をはかろう！

患者さんを固定客にとどめておくためには信頼される技術が大切です。歯科材料や治療技術等に関する最新の知識はしっかり勉強して患者さんの質問に答えられるように心掛けてください。患者さんは新しいモノが好きです。「××歯科医院に行ったらこんな治療をしてくれた」といった立ち話をよく耳にします。クラウンにしても単に白い歯を入れたというだけでなく審美性を考えたものを患者さんは望みます。一昔前であればあまり頓着しなかったこと、余裕がなくてあまり関心を示さなかったことに今は患者さんが興味を示されます。不景気と言われながらも納得できるものにはお金を使う、金額の差が多少であれば『良いもの』を選ぶという時代です。それだけ心の余裕、経済力が備わってきたということでしょうか。とくに女性はその傾向が強いようです。

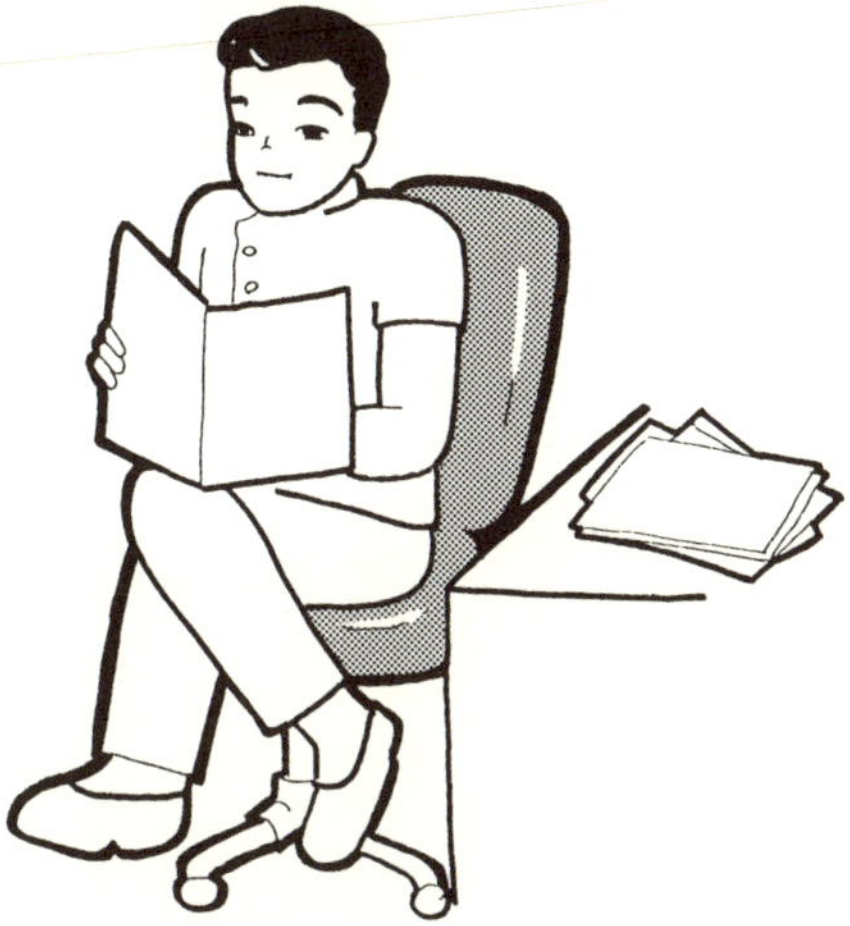

多くの歯科材料店のセールスマンが「先生、今度こんなのが出来ました」と言ってパンフレットを置いて行かれます。多忙にかまけず必ず一度目を通して下さい。歯科材料も日進月歩。いろいろな企業が歯科材料製作に参入している時代です。かつては糸へん産業と言われ、隆盛を究めた会社も時の流れで歯科材料製作部門を設けています。その他陶器メーカーも参入しております。高齢化社会関連の市場は企業にとって大きな魅力なのです。いろいろなパンフレットに目を通し、どれが自分の医院の患者さんに勧めやすく、また医院にとってもメリットがあるか？日頃の研究が必要となってくるでしょう（アフターサービスを含めて）。

保険中心の患者さんで多忙の割に利益が上がらない、こういった時は検討する必要があります。自由診療を勧める前に「この患者さんは保険診療しかしてくれないな」と頭のなかで決め込んでいませんか？　技術に自信を持てば自然と説得にも自信が持てるものです。自信を持つには「持てる」機会を捕らえねばなりません。研修会、講演会への積極的参加は一つの有力な方法ですから是非心掛けてください。都心部で開業されている場合は、比較的このような会への参加のチャンスに恵まれていますが、地方で開業されている院長の場合は時間的、地理的ハンデがあって、良い研修会があるな、聞きたい講演だなと思っても簡単に参加は難しい事でしょう。でも3ケ月に一回ぐらいは泊まり掛け覚悟で参加するような熱意と意欲を是非持ってください。技術その他すべてにわたってレベルアップにつながる知識の吸収のよいきっかけに成ることでしょう。

そうして得た技術の向上と新しい知識を拠り所にした自信で患者さんが疑問に感じたり不信に思っていらっしゃる問題に懇切な説明と説得、治療を続けて行かれれば経営の安定に繋がり、保険診療と自由診療のバランスも少しずつ良い方向へ改善されてゆき、医院の利益性が高まってゆくことになるのは明白です。日頃の時間の使い方を工夫して勉強会、研修会、講演会にはドンドン出席してください。必ず参考になる筈です。

自由診療を推進するために

これまでに述べてきたことを踏まえつつ、自由診療の売上を伸ばしてゆく要点をまとめてみますと、次の三つに要約されます。

①来院患者の増加に力をいれる。自由診療に持ってゆくにはサンプリングが多いに越したことはありません。まず底辺の拡大に力を入れるのは当然でしょう。

②保険診療の患者さんを少しずつでも自由診療へ。低いランクから高いランクの自由診療へと導いて行きましょう。

それには前に述べた説得力を発揮して、保険診療のデメリットを全面に出して強調することが肝要です。

たとえば、

(1)フルデンチャーは保険診療では、何かのはずみで破損しても半年間は作製することは出来ないことになっています。ところが患者さんは破損しても、すぐ保険で作ってもらえるものと思っておられます。この保険診療のデメリットを説明してあげれば、年月に拘らず代金さえ払えばいつでも使い慣れたフルデンチャーを作製してもらえる自由診療を選択される患者さんは少なくないでしょう。

(2)クラウンについても言えます。確かに前歯も保険診療で白い物を作製する事が出来ますが、ただ白いだけで他の歯との調和は余り考慮されません。また破損しやすい材質です。しかし自由診療であれば、自分の歯かと見違うほど精巧なものが現代の技術と材質では可能です。もちろん簡単に破損はしません。前歯はとくに目立つもので人の印象を左右するものです。ビジアルにきれいな歯を強調したパンフレット等を用意して、患者さんによく説明してあげればきっと患者さんも自由診療を納得される筈です。

③患者さんをタイプ別に分類してみましょう。

これは院長が自由診療推進の効率を高めるためには是非心掛けねばなら

ない点です。ただやみくもに自由診療を勧めれば良いものではないということです。

以下、《患者さん分類》の一例を示してみました。

(1)少しの説明で簡単に自由診療を選択する患者さん

ここまで持ってくるにはドクターも信頼してもらえる努力が大切です。一旦この域に達した患者さんは信頼しておられますので、技術面のフォローさえ確かに行い満足してもらえれば価格についてはあまり細かく言われません。

(2)理屈っぽい患者さん

理路整然と丁寧に説明し、質問が出そうだなぁと思われる事について先にこちらから話しますと得心されて、案外すんなりと自由診療へ導けるタイプです。

(3)金額的にこだわる患者さん

このタイプの患者さんは生活全般についてこうした傾向が強いようです。「ちょっと高いなとお思いでしょうが、自由診療のAの方が、保険診療のBより、奇麗なうえ丈夫で長持ちします。この方が長い目で見た場合、お得ですよ」と比較法を用いて時間をかけて説得するのがコツです。

(4)神経質で恐怖心の強い患者さん

このタイプの患者さんは保険診療、自由診療以前に歯科診療に恐怖心を持っておられるのです。以前に痛い思いをした恐い思い出が蘇り、精神的にこわばった状態で治療にきておられるのですから、まずその恐怖心を取り除いてあげねばなりません。「なるべく痛みを抑えて、少しずつ治療をしていきますからね。肩の力を抜いて、楽にしてください。」とまず安心感を与え何度かの通院でリラックスされたなぁと状態を確かめてから、自由診療を切り出してください。すこし時間が掛かりますが焦らず勧めてゆきましょう。

(5)へりくだる患者さん

すぐに「私なんか……」と自分を責めてしまう患者さんには素早く長所を見い出して褒めてあげましょう。人間は目と口元が一番目立ちます。幸いなことに歯科医師は口元を治す商売ですから、患者さんの「白い歯並びで口元をきれいに見せたい」願望のお助けをする事が出来ます。口元がきれいになることで自信が持てることをPRします。

(6)自信家の患者さん

ポイントを押さえ、ゆっくりとお話を聞き「おっしゃる通りです。」と同意したり相槌を打ってあげると気分良く、こちらの話にも耳を傾けてくれるタイプです。よく物事を知っておられますのでプライドを損なわないようにすることがポイントです。

(7)見栄っ張りの患者さん

女性に多く見られるタイプです。必ず目につくようなところにブランド品をつけておられます。こういう患者さんは、人より良いものを身につけていたいという女性特有の心理が働いているわけですから自由診療を勧め易いタイプです。保険診療と自由診療とで格段の差があること、見た目にハッキリと違いがわかることをPRすれば自由診療を選択していただける確率は高いでしょう。

(8)質問攻めをする患者さん

少しでも判らない事があるとすぐ質問されるタイプです。ドクターは「うるさい患者さんだなぁ」と思われるかもしれませんが、丁寧に説明してあげるとこのタイプの患者さんは意思表示がハッキリしていて、ご自分が納得されると自由診療が可能というタイプです。

(9)取っつきにくい患者さん

男性に多く見られるタイプです。チェアに座ったまま憮然としている姿が見受けられることもあります。院長もちょっと戸惑ってしまう患者さんですが、趣味などを話の糸口として聞き上手、相槌上手振りを発揮して、少しずつ会話を広めて打ち解けた雰囲気に導いてゆくしか方法がありません。

院長はどんなタイプの患者さんでも、根気よく上手な話し相手になる工夫をしなければなりません。それにはいろんなタイプの多くの人達との交流を日頃から心掛けておくことが必要です。その繰り返しによっておのずから話し上手、聞き上手が身についてきます。「ローマは一日にして成らず」です。

自由診療の道はこんな平凡な努力の積み重ねから始まるのです。患者さんの「心理」、「性格」を早く察知して、その上で必ず「イエス」と言ってもらえるように信念と迫力を持って当たらなければ、『自由診療の道のり』は険しいものです。「どうせ勧めてもダメだろうなぁ」という気持ちでいると、以心伝心で説得力にも精彩がなく自由診療を逃してしまいます。院長の心構えに「イエス」「ノー」がかかっていると言っても過言ではありません。院長及びスタッフが常に堂々とした自信と親切心で患者さんに当たることが大切です。全体のチームワークの大切さがここでも要求されます。

『招かざる客』の患者さんとその対策

開業歯科医院であるからには、誰でも自由に診療に訪れるでしょう。しかし中には『招かざる客』の患者さんも含まれています。

○俗に言う『招かざるお客さん』は丁寧に応対し、午前中一番とか午後一番に予約を入れましょう。早々に来院していただき、早めに診察を済ますと他の患者さんへの影響が少ないのです。突然、大声をあげられ威嚇されてもビクビクしないことです。言うだけ言えばそんなに大問題にならないものです。大声で怒鳴っている最中に反論すると火に油を注ぐ事態になってしまいかねません。まあ静かにお引き取り願うように心掛けるべきです。丁寧に応対し詳細に説明することで納得してもらえる筈です。

○やり直しを何度も求める患者さん

きちんと作製したのに満足してもらえない患者さん。こういう場合は一度くらいのやり直しは止むを得ないとしても、歯科医師が診察してもまったく問題がないのに二度、三度とやり直しを求める患者さんは何事につけても気儘勝手が多いのです。いちいち振り回されているとこちらのロスは大変なものです。こういう患者さんは一人や二人必ずいるものです。患者さん側から転院したくなるように仕向け、転院を図ることでです。案外、どこの医院へ行っても『招かざる客』のブラックリストに載っている患者さんかもしれません。若くても、スキのないビシッとした対応が必要です。

○代金を持ち合わせていない患者さん

こういう患者さんには「次回でいいですよ」等と決して言わないことです。「今、おいくらお持ち合わせですか？」とお尋ねして、サイフに入っているお金を全額お支払いいただき、残りの代金は次回に必ず持ってきていただくように丁寧に念を押しておくことです。そうすれば仮にこの患者さんが『ドロン』しても被害が少なくて済みます。次回見えられた時は、きちんと未収分を説明し、その日の診察代と合わせてもらうようにします。案外「次回でいいですよ」「今度でいいですよ」と言う医院も多いようですが、どんなに親しい患者さんであっても、金銭のやり取りはきちんとケジメをつけるべきです。飲み屋さんではないのですから『ツケ』という訳にはまいりません。そうすることで、「ここの医院はきちんとしているなぁ」というイメージを患者さんに持ってもらえます。こういった患者さんは『招かざる患者さん』とまで行きませんが、往々にしてよくある例です。

スタッフにやる気を起こさせるために

院長はスタッフがひとりひとりどのような性格か、どのような考え方をする人間かをまず把握しなければ自由診療を伸ばしてゆく道は開けません。一日数時間一緒に行動をともにしている人達のことが理解できないようでは、新しい患者さんはもとより、何回も来院されている患者さんの真意など見抜けるものではありません。スタッフを理解し、やる気を引き出すポイントとして以下の点に注意し、その対策を講じる必要があります。

A　スタッフが仕事をしていて、充実感を得ているだろうか？

B　他の医院に比較して、待遇面で劣っていないだろうか？

C　労働条件、安全性、健康面の気遣い――これらの点の配慮は十分か？

D　「××歯科医院に勤務しているのよ」とスタッフが誇れる仕事場だろうか？

E　「院長夫人」をはじめ、女性スタッフの多い職場にありがちな、いわゆる『お局』的な人がいないだろうか？（医院のチームワークを阻害する要因になります）

F　スタッフにとって、悩み事を相談しやすい院長だろうか?

これらの点を原点に振り返って、もう一度点検してみましょう。

《以上の事柄の対策について》

Aについて

歯科衛生士、技工士、助手、受付のスタッフが自分の習得した技術をフルに生かし、なおかつ新しい技術を習得できる環境にあるだろうか。多忙で身体が疲労して、だんだんとマンネリ状態に陥っていないだろうか。年齢、勤務期間に関係なく、やる気のある人材はどしどし研修会などに出席を促し、充実感を持って仕事に励めるように図ってください。

Bについて

スタッフにとって大変重要なポイントです。やる気が出るのも嫌になるのもこの待遇面が大きく左右します。他の医院に比較して、1時間当たり50~100円高くても心は動きます。一ヵ月トータルではかなり違ってきます。やる気を出してもらうには、院長は目先のお金をケチッてはなりません。有能な人材を逃してしまう原因に成りかねません。手塩に掛けた教育期間、手間がパァーになってしまいます。福利厚生面も見直しましょう。よく、1年間無遅刻、無欠席だったらハワイ旅行プレゼント等の話を耳にしますが、院長同伴では折角の旅行もリラックス出来ません。こうした細かい点も十分気をつけてください。

Cについて

労働条件については「労働基準法」「雇用保険法」「労災保険法」「労働安全衛生法」「男女雇用機会均等法」「育児、介護休業法」「パート労働法」を熟知しておくことが肝要です。年1回の健康診断も徹底して行うこと。スタッフのひとりでも、伝染するような疾病を持っていると患者さんに多大の迷惑をかけることになり、医師の評判にも大きく響いて閉院にも追い込まれかねません。また反対の事になれば、スタッフの親族から苦情がきます。リスクを含んだ仕事だけに健康管理には重点を置きましょう。

Dについて

スタッフが自分の職場を誇れるということは、とりもなおさず、その医院が近隣、患者さん等からの評判が良いということである。院長をはじめ院長夫人やスタッフのチームワークが一体となって医院全体が好印象で受け取られ、経営が順調な証拠でもある。ここまでなるには並大抵ではありませんが、日々努力しましょう。

Eについて

女性の多い職場で起きる問題です。「お局さん」は往々にして有能でしっかり者が多いのです。仕事を全面的に任しても安心ですが、他のスタッフとの協調性に欠ける場合があり医院としては痛し痒しです。新人に対して「こんな事ができないの！」と言いかねません。ベテランになると腹立だしく思えるものですが、どんな有能なベテランでもすべての業務を自分ひとりの力でやってゆくということは到底不可能なことです。院長が温かみと優しさを持って人を指導するようにと教示する必要があります。長い目で物事を見つめ、判断する心のゆとりを持った人材を育成してゆくことこそ医院にとってプラスなのです。「お局さん」ひとりにスタッフの皆が顔色を伺っているようでは十分な仕事は望めません。院長はこういった面もシビアに観察しなければなりません。

Ｆについて

スタッフが院長に余程の信頼を持たなければ難しい事ですが――仕事中は真剣に、時には優しく人間味のある温かさ、包容力でスタッフに接すると、スタッフも心から打ち解けて、やがてプライベートな相談も院長に持ちかけて話すようになります。院長も時には同じ目線で物事を考えるようにしましょう。そうすると良い人材のスタッフ定着率がアップします。患者さんも信頼できるスタッフを揃えた医院――と安心して足を運んでくれます。

良い人材を求めて

良い人材を求めることは財産作りと同じです。『人』『モノ』『カネ』この三つがうまく調和して初めて経営が動きます。常に良い人材を求めることを念頭に置いてください。スタッフが退職したからといって、あわてて間に合わせの補充をするといった感じで人探しをするようではいけません。日頃の体制は人員的にもある程度余裕を持たせるべきです。そうすれば冷静に人探しが出来、良い人材を見つけ出すことが可能です。手段としてはいろいろ考えられます。ハローワーク、ミニコミ誌、新聞の折り込み、チラシ、銀行のボードの利用等々。歯科衛生士の養成校の校長先生と親しくなって、良い生徒を回していただくのも一方法です。その他患者さんからの紹介、友達の紹介、縁故関係。縁故の場合は一見、身元がハッキリしていて良いように思えますが、雇用側が言いたいことが言いにくいといったデメリットが生じがちですので、長い目で見るとどうかなぁという感じがしますが。

医療事故の対応を身につけよう

医療行為を行っている以上、100％ミスはないと言いがたいものです。まして歯の治療は人間の手で行うものであり、万全を尽くしたつもりでも不運にも発生する場合があります。このような事を未然に防ぐためには、インフォームド・コンセントの徹底、患者さんの体質、病歴等の熟知は最低限、当たり前の事です。それでも生身の身体ですから、医療事故は発生します。

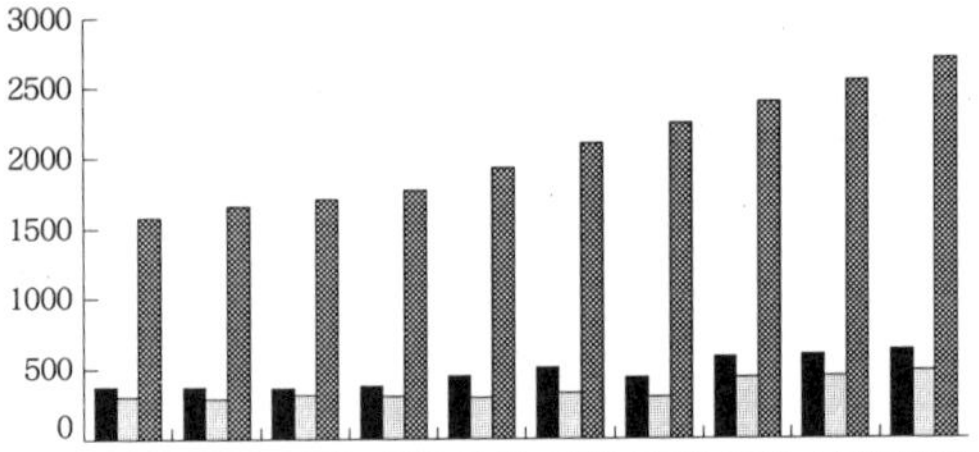

	元年度	2年度	3年度	4年度	5年度	6年度	7年度	8年度	9年度	10年度
新受件数	369	364	357	373	444	504	434	581	595	629
既済件数	301	282	310	303	292	328	293	432	441	476
未済件数	1576	1658	1705	1775	1927	2103	2244	2393	2547	2700
審理期間（か月）	46.3	43.3	42.8	41.5	41.2	39.1	37.1	36.4	35.1	33.5

医療事故のグラフ

これは医療全体の統計なので具体的に歯科医療事故についてはこのグラフから読み取る事は出来ませんが参考までに記載させて頂きました。

出所）Japan Medicine, 1999年11月11日

その対応策として

不幸にも、事故が生じた場合は迅速に適切な処理を行わなければなりません。患者さんに対しては誠意を持って十分に真実を説明することです。この誠意を持ってということがとても大切です。小さいミスでも感情のこじれから大きな波紋になってしまうことがよくあります。はっきりとミスが認められた時きは謝罪し反省すべきです。常に真摯な態度で接していると、大きな訴訟問題になりにくいものです。変にミスを隠そうとしたり、患者さんの体質に問題があったかのような発言をすることは絶対にしてはいけない事です。適切なリスクマネジメントが要請されます。

医療過誤訴訟の発生診療科順位（平成10年度）

第1位、第2位内科、外科（各142件）、第3位産婦人科（90件）、第4位整形、形成外科（77件）、第5位歯科（50件）

平成11年については全体で663件（歯科43件）

平成12年については全体で767件（歯科39件）

ただし、歯科については他の科と重複しているものもあるので厳密にはもっと少ない件数と思われます。

しかし、毎年数10件の医療過誤訴訟が発生していることは事実です。

いつ自分自身の医院に降りかかってくるかもしれないので日々の診療は慎重にあたることはいうまでもありません。

歯科医院の経営について

一口に歯科医院の開業といっても決してバラ色ばかりではありません。実際に開業してみると、いろいろな面で頭をかかえることが多いのです。自分の能力で思うままの経営が出来来、上手く軌道に乗れば快適な生活も可能となり、一角の『社長』気分を味わえますが、反対に倒産すれば惨めな思いと借金の返済で四苦八苦するのです。独身ならまだしも家庭を持っていると、明日から家族を路頭に迷わす羽目になるのです。

歯科医院経営を失敗しないために

○自分の経営理念をしっかり持つこと。

○将来のビジョンやロマンを持つこと。

目的に邁進しようという熱意、挫折に屈せず頑張り抜く気力を持ち合わさなければ、歯科医院経営は成り立ちません。

○経営目標の設定。

開業してから3年、5年、7年、10年、15年、20年、25年、30年と節目で、次の節目で達成すべき目標を設定し、それに向かって努力することです。技術革新、時勢の変化にあわせて経営方針は見直しが必要です。一つの家庭のライフサイクルを考える如く、歯科医院も開業と同時に将来に視点を据えて経営を考えねばならないのです。

○経営の中身を充実させよう。

経営の三つの歯車はヒト、モノ、カネであると前に述べました。そして、良い人材の集め方、新しい技術の吸収の仕方等について指摘しました。3番目のお『カネ』についてはどんなことが必要でしょうか……。

まず資金の調達と運用がバランスよく回転しているかに注意しなければなりません。自己資金ですべてまかなえればそれにこしたことはありませんが、多額の設備投資が必要な場合はどうしても借入金に頼らざるをえません。しかし返済に無理が生ずるような過度の投資は禁物です。設投資金ばかりではありません。時には月々の運転資金についても逼迫する場合が起きます。こうした性格の違う資金の需要をうまく読んで、破綻なく経営のバランスを取ってゆくために、まずご自分の医院の貸借対照表、損益計算書等の経理諸表を作製してみてください。経理諸表を通じて収益性、安定性などの分析を行う習慣を身につけることが大切です。

ここにA医院（中核都市の市街地にある一般的な例）の一例を記載します。

総資本については5,340万となっていますが、だいたい5,000万内外といったところが多いでしょう。また売上高も4,000万前後が一般的な数値と思われます。売上利益率は26.2%でA医院の経営体質は安定していると言ってよいでしょう。ご自分の医院の経営と照らし合わせて見て下さい。

▶A歯科医院　院　長　40才
規　模　1F 30坪の診療所
設　備　ユニット3台
従業者　DH＝1名 DA＝3名
患　者　1日35人

A歯科医院の貸借対照表

資産の部		負債・資本の部	
科目	金額	科目	金額
	万円		万円
現金	250	支払手形	0
預金	1,280	買掛金	156
有価証券	0	短期借入金	0
売掛金	633	預り金	0
たな卸資産	125	長期借入金	1,660
土地	1,900	元入金	2,389
建物	525	利益	1,135
設備機械	315		
什器・備品	63		
車輛	219		
その他	30		
合計	5,340	合計	5,340

〈註〉平成○年12月31日現在

A歯科医院の損益計算書

科目		金額	科目		金額
		万円			万円
売上高		4,325	経費	地代家賃	346
売上原価		320	経費	リース料	42
差引金額		4,005	経費	外注費	360
経費	租税公課	8	経費	図書研究費	45
経費	水道光熱費	58	経費	利子割引料	95
経費	旅費交通費	36	経費	事務用品費	5
経費	通信費	26	経費	諸会計	55
経費	広告宣伝費	3	経費	その他	23
経費	接待交際費	86	経費	雑費	18
経費	修繕費	46	経費	専従者給与	420
経費	消耗品費	89	経費	合計	2,870
経費	減価滅却費	76			
経費	福利厚生費	73			
経費	給料賃金	960	利益		1,135

自分の医院の経理面の問題を見抜く力を備える努力を

いろいろな条件により、歯科医院の経営は様々であり、貸借対照表、損益計算書もまたそれぞれ異なっています。院長の中には数学は苦手、帳簿のことは税理士、会計士任せにされている方が大勢見受けられます。もちろん本人はご多忙だからということでしょうからやむを得ませんが、経営の実態をいち早く把握するには、院長自身が経理面に関心を持ち、日頃から経営指標となる数値の動向に注意を払う習慣を持つことが大切です。それにはどうしても簿記、会計学等の勉強が必要となってきます。初歩的なことを知っているだけでも差が出来ます。『簿記は経営の基本』ということを念頭において、時間を見いだし週1～2回で結構ですから1年間勉強してみてください。本当にやる気があれば必ずものになります。自営（開業歯科医）は収入の保証はありませんが自分の努力次第で収入を増やせるという大きな魅力がありま す。そのためにはどうしても数字の動きを掴んでいなければなりません。

経営は立地条件、規模の大小、患者の増減動向等で異なってきます。大掛かりな設備投資（機器の更新、高額器械の導入など）の可否等の重要な指針の決断は経営コンサルタント、税理士、会計士の専門家を頼る必然性はわかりますが、経営上のムダの発見とその改善など身近な問題の処理は院長自らの勉強次第でいくらでも実行できるのです。

『ムダ』のチェックいろいろ ――目のつけどころ――

その1 ―― 人事面のムダの点検

◇患者さんの多い時、スタッフの人員は適切か？　逆に暇な時にスタッフがダブついていないか？

◇代診のドクターの評判は？

院長の評判が良くても、代診の先生が横柄な応対等で評判が悪いと患者さんを逃がしてしまいます。診察してくれればよいという安易な考えではダメです。患者さんを増やしてくれるような技術が良くて感じの良い先生を代診にもってこないとマイナスです。

◇院内ラボか？　院外ラボか？

経費面の面から言えば、一般的には院外ラボの方が経費はかからないと言われていますが、問題は院外ラボでは、出来ばえがラボによりけりだということです。いつも腕のよい歯科技工士さんが作製してくれるとは限りません。手の空いた順番に――という所が多いようです。そうすると製作物に出来、不出来のバラツキが発生します。その点、院内ラボの場合は同じ歯科技工士さんが作製するので安心です。ただラボに支払う給料に見合う患者さんからの需要があればいいのですが、実際には収支バランスが苦しい医院が多いようです。

その2 ―― 経費面のムダの点検

◇宣伝費は?

ただ漫然と看板、ポスター、バスのＣＭ等を利用していませんか?

塗料が剥がれて文字の見にくい看板、ヒラヒラと留め金の取れたポスター、音声の聞き取りにくいＣＭ――いずれもマイナスイメージにつながり宣伝費が有効に生かされていません。色彩効果、音声効果を慎重に検討しましょう。

◇器具、備品の計画的な購入

日頃から器具、備品の取扱は丁寧に、衛生面からも管理は慎重にという点をスタッフに徹底しましょう。余分な購入が避けられます。

歯科医院の損益計算書 ―― 指標の理解

損益計算書を構成する主な項目は、収入項目の売上高、費用項目の売上原価、営業費、収入項目から費用項目を差し引いた差額である売上利益です。これらは文字通り診療活動という営業行為によって発生する営業収支です。

この他には有価証券の運用等で発生する営業外収支がありますが、本業の経営の問題を論じているここでは不要ですので省きます。

売上高……診療活動の結果発生する売上金額です。売上は適切に計上されねばなりません。過大計上、計上漏れは芳しいことではありません。また保険診療、自由診療の区分計上が必要です。

売上原価…使用した材料費です。費用収益対応の原則により、経理上、税務上、売上に直接的に対応する費目を計上します。

売上高に対する材料費の比率はおおよそ10％が目安です。

営業費についてはここで細目に亘ることは避けますがもうご存じの事と思います。

売上高に対する営業経費はどれ位が望ましいのか

70〜75％

この結果

売上利益はおおよそ25〜30％位が目標　――　ということになります。

大切なことは、損益計算書を構成するこれらの項目について一時点で捉えるだけでなく過去から現在、未来というように時系列的な変動を捉えることです。それで初めて自院の経営が今どういう局面にあるのか把握できます。

また損益計算書を分析して《成長性》、《収益性》、《安全性》、《生産性》４つの視点から医院経営を分析することも出来ます。

歯科医院に必要な経営分析をその指標を見て改善策を考えてみる。

成長性の把握

前年対比売上高伸び率（％）

＝今期純売上高（％）÷前期順売上高（％）×100

成長性を見る上でこの数字（100を越えているか）が大切です。

（高ければ成長していると考えられますが低いとなぜなのか対策を講ずる必要があります）

収益性の把握

①総資本経常利益率

＝経常利益÷総資本×100

＝（売上高÷総資本）×（経常利益÷売上高）×100

＝　　　　　　＝

総資本回転率（回）　売上高経常利益率（％）

両方とも数字が大きければ大きい程良いことになります。

総資本経常利益率　20％

総資本回転率　1.7回

売上高経常利益率　20％

②売上総利益率＝売上総利益÷売上高×100

これは粗利益率ともいい毎年ほぼ同じなのが普通です。

売上総利益率　60％位

サービス業は40％を越えることが望ましいと思われます。

③売上高経常利益率＝経常利益÷売上高×100

売上高経常利益率の悪化は、収益力の低下と見なし、原因を考え対策を講じる必要があります。

売上高経常利益率　5％以上20％位

④総資本回転率＝売上高÷（前期総資本＋当期総資本）×100

総資本回転率　0.9～1.7回位

安全性を見る

貸借対照表より短期の支払い能力をみます。

①流動比率＝流動資産÷流動負債×100

流動比率　120％以上200％位

②固定費率＝固定資産÷自己資本×100

固定費率は自己資本と固定資産（繰延資産を含む）の割合を示しています。

固定費率　100％以上～130％

③自己資本比率＝自己資本÷総資本×100

他人資本（負債）に比べて自己資本が多いほど、財務体質は安全といえます。

自己資本比率　最低でも30％以上38％位

安全性の把握

貸借対照表より短期の支払い能力を分析します。

①流動比率＝流動資産÷流動負債×100

返済能力があるということになる。120％あれば、まずＯＫといわれています。

流動比率　120％以上200％位

②固定費率＝固定資産÷自己資本×100

固定費率は自己資本と固定資産（繰延資産を含む）の割合を示しています。

固定費率　100％以上～130％

③自己資本比率＝自己資本÷総資本×100

医院の財務体質の健全性を考えてくれる。

他人資本（負債）に比べて自己資本が多いほど、財務体質は安全といえます。

自己資本比率　最低でも30％以上38％位

生産性の把握

①労働生産性

＝（売上高÷従業員数）×（付加価値÷売上高）　（月／人：千円）

＝　　　　　　　＝

一人当たり売上高×売上高付加価値率

②労働分配率（％）

＝｛（人件費÷従業員数）÷（付加価値÷従業員数）｝×100

＝一人当たり売上高　＝労働生産性

＝人件費÷付加価値×100

＝（粗利益）

現在、日本の平均は50％を超えています。

労働分配率　50％以上63％位（低い方がよい）

いずれにしても問題点を早く摘出して専門の税理士、会計士、経営コンサルタントの諸先生のアドバイスを仰ぎながら、冷静に迅速に問題を解決し増収という最終目標に到達しなければなりません。

元気に仕事をこなせる期間は限られています。サラリーマンと異なって自営の場合は特にきちんと目標を決めて進まなければ老後の生活の安全の保証はありません。サラリーマンのように退職金、厚生年金、企業年金と恵まれているわけではありません。もっともこれらの制度自体が今大揺れの状態です。

下手をすると多額の借金で立ち往生という事態も絵空事ではないのですから、開業歯科医は目標と現状をいつもしっかり見つめていなければなりません。

最後にこれからの歯科診療を考えてみたいと思います。

21世紀の歯科医療の方向

痛くない治療の開発

患者さんが歯科医院を嫌いになる原因は、痛い、なんとなく恐くて緊張する、時間がかかる等があげられます。これらの問題点を解決しないと患者さんの足はますます医院から遠のいてしまいます。

現在、レーザー治療の方法を導入する歯科医院が増加してきました。器械も高価ですが患者さんにとっては楽な治療です。しかし、保険診療ではまだ認可されていませんので自由診療になります。これを使ってたとえば歯周病の治療の例で申しますと、週1回の通院を7、8回要する場合、患者さんの負担される金額はだいたい10万〜30万です。この金額が高いか低いかは患者さんの受け取り方次第ですが、割安感が定着してゆけば痛くない治療法としてさらに患者さんに歓迎されてゆくでしょう。逆に割高感を持たれているのなら、普及を図るには見直しが必要です。痛くない治療法の開発、工夫はどんどん進めねばなりません。しかし同時に採用しようとする場合には患者さんにとって料金的に得であり、かつ医院も採算が取れているという接点を見つけてゆかなければなりません。

少子化と歯科診療

少子化時代になって親たちの子供教育に対する情熱はますますヒートアップしています。0歳児から英語、スイミング、音楽と習い事のメニューが一杯です。少子化で子供は大事に育てたいという気持ちが強くなっている反面、子供の将来を考えて厳しい育児になっているのでしょう。子供の歯の健康の管理についても言えます。カリエスになる前に、親たちは乳幼児の頃から、ケアからキュアへと力を入れています。フッ素塗布もそのひとつです。

口腔衛生に対する知識、意識の向上運動として「母と子の歯磨き大会」（春秋、年2回主催〇〇〇〇〇〇〇）とか地区によっては「夏休み歯磨き教室」等を実施しているところもあります。一昔前ならせいぜい学校の検診でカリエスが見つかったからとか、急に痛み出したので……と子供が不安げに一人で歯科にやってくるのが当たり前でしたが、今は親が子供の歯に強い関心を持っている時代です。したがって、歯科医としても子供を小さくても、幼くても立派な患者さんと捉え、乳幼児、小児歯科の対応にぬかりがあってはなりません。子の診療を通じて親の信頼を勝ち得れば、その家族全員がお客さんになってくれるからです。

〇成人の歯の病気予防として ―― 歯の『人間ドック』

今まで人間ドックと言えば中高年の「生活習慣病」というのが一般的でしたが、歯についてては高齢者のフルデンチャーを除き、幅広い年齢層に適用されます。基本料金は2万円、所要時間は1時間～。1時間前後で虫歯、歯周病その他重大な病気の発見、治療済みの歯の検診とトータル的にゆっくり時間をかけて診察します。平成13年4月からは登録施設で受診が可能となりました。今までのように悪くなってから歯科医院へ駆け込むというのではなく、患者さんにとっても、歯科医師にとっても画期的な歯科治療の進歩と言えます。今までなおざりにされてきた歯科もこのように身体全体的な健康管理の仲間入りをしたのです。これは健康づくりの面から見て、いかに『歯』が大切かということが証明されたのです。

第二の永久歯インプラント

最近、かなりの歯科医院がインプラント（人工歯根療法）による治療をしておられます。失ってしまった歯がもともとその根に当たる部分を埋めていた顎の骨に、人工の歯根を埋めその上に人工の歯を固定するための土台とするものです。大変画期的な治療法ですが、すべての人が出来るという訳にはいかないようです。患者さんの骨の状態とか、この治療法に耐えうる身体の状態等の諸条件がうまく当てはまって、治療の開始ということになるのです。

もちろん、自費で一本50万円位で、まだまだ高価なのが難点です。

高齢化社会と歯科診療

2015年には4人に1人が高齢者となります。現在、8020運動が展開されています。これは80才のお年寄りの健康な歯の保有本数を現状の5本程度から20本程度になるようにしようと提唱する患者さん、歯科医師共同の取組みです。『歯の人間ドック』がどんどん普及すれば、残る歯が増加してくると考えられますが、この運動についてはPRが行われているようですが、一般の人達にはまだまだ浸透していません。生活習慣病についてはかなりクローズアップされてきたようですが、歯については大部分の人達はピンときていないのが実情です。本来、健康で過ごすためには歯がいかに大切かもっとPRする必要があります。「健康の基本は『歯』から」……このようなスローガンを掲げて多くの人達に認識させることが肝要です。今は、痛くなれば歯科医院へ行き充填、クラウン、歯周病→抜歯→パーシャルデンチャー、フルデンチャー……このようなパターンで廻っているのが現状です。患者さんの方も年をとればフルデンチャーが当たり前という考え方が大部分でしょう。しかし本来の歯科医療は、『いつまでも自分の歯で美味しく食べ物を食べたい！』というすべての人の共通の願いに対してお手伝いすることではないでしょうか。歯科医の任務の原点はまさにこの点にあります。今の日本ではともすれば『長寿国日本』の美名の陰に隠れて、『歯』がなおざりにされてるというのが現実の姿ではないでしょうか？　諸外国に比較して日本国民の『歯』に対する認識は貧困の限りです。

歯の大切さをＰＲしましょう

最近「生活習慣病」をテーマにしたセミナーを目にする機会が増えました。「歯」に対しても同じくらいの盛り上がりがあってしかるべきと思われますがこちらの方はあまり熱意が感じられません。8020運動にしても関心度が低く盛り上がりに欠けるのが実情のようです。この機会に歯科医師は歯科医師会とともに手を携えて、健康において「歯」が如何に重要な役割を果しているか、末永く丈夫な「歯」を持つ秘訣は？……等「歯」の大切さを折に触れＰＲする積極的な姿勢が望まれます。単に紙上で論ずるだけでなく、市井に出掛けて行って市民参加のセミナー等に同席して、トータル的な健康管理は「歯」を大切にすることから成り立っていることを説いてほしいのです。従来は院長が診療室に籠もって患者さんが来院するのを待っているという姿勢が大半でした。が、これからは積極的に受診を高める啓蒙運動をしなければなりません。患者さんに全身的な健康維持に『歯』は重要な役割を果たしているという事を歯科医師ひとりひとりがPRしていくとやがて大きな輪となっていき、健康づくりの一環として『歯』に対する認識が深まり、いろいろな相談のアドバイザーに歯科医師がなると、患者さんが自然と来院してくるものです。これからの歯科医師は幅広い知識が要求される所以です。常にいろいろな事柄に興味を持ち勉強しましょう。

食生活の改善を！

歯科医療はケアからキュアへと変遷していく中で「食生活の改善」は大きな要素です。毎日何気なく食事をしている人が大部分だと思いますが、今後本当に自分の歯を大切にしようと考えるならこの点にも注意を払っていただきたいものです。

食生活の変化、欧米化に伴い若者にも歯周病が増加してきております。一昔前では歯周病は中高年の病気と考えられておりましたが……　あまり咀嚼を必要としないファーストフード、柔らかい食物、決められた時間でないダラダラ喰いでは8020運動どころか、若者でも歯がボロボロという事態になりかねません。今後の歯科医療として考えなければいけないのは管理栄養士、栄養士とともに食事の指導をしっかり行うことでしょう。バランスの良い食事、歯に良い食事を患者さんにアドバイスしていかなければ本来の意味での歯科診療にならないと思います。

食生活の指導を実際になさっている先生の医院には、遠くから飛行機に乗って通院される患者さんも多数おいでになり、かなりの順番待ちという実例もあります。この場合は単なる歯の治療でなく患者さん一人々々に時間を掛けてトータル的な健康管理の立場から歯のトータルケアを実施されているわけですから、必然的に自由診療です。が、たとえ高額治療となっても多数の患者さんがおられるということは、歯に対する患者さんの認識に変化が出てきていることを立証しています。

賢い患者さんになってもらおう！

ご自分の歯をより良い方向に守るためには、患者さん自身も歯科医師まかせではなく歯に対する意識改革が肝要です。金銭の出費もそれなりにかさばってまいりますがとにかく努力しなければなりません。歯科医師はあくまでも歯の治療や健康づくりのためのお手伝いにしか過ぎません。どんな高額の治療を行っても患者さん自身が日頃のケアを怠っていると元の木阿弥です。歯科医師は患者さんに対して、自主的に歯を含めた健康管理を図るように指導しなければいけません。これからは『賢い消費者』と言う言葉があるように『賢い患者さん』になって頂く必要があります。ひいてはご自分自身のためでもあります。老後、お金をかけず健康に過ごそうと思えば、若いときから自分自身の健康作り（歯を含めて）に真剣に取り組まなければ不可能なのです。

歯科医療制度の現状と今後あるべき姿

日本の歯科医療技術は諸外国に劣らぬ水準に達しました。しかし歯科医療制度という面をみるとまだまだ不十分、不満足な点があります。点数制度一つとっても、現在のような数年（2年位）にわずかばかりの点数改正では根本的な改善は望めません。厚生労働省によれば平成17年に基本的な医療保険制度の抜本的改革が終了するということですが……現状では患者さんがより良い治療を求めた場合には、どうしてもある程度の出費を覚悟してもらわねばなりません。正直、手遅れの悪くなった歯の治療は通院は短く、費用は安くということは無理なのです。

また老人医療に関しても、現行では月800円×4回まで有料。それ以後は無料です。これでは日本の医療制度はパンクです。科によっては老人の社交場と化しているところも散見できます。本当に治療が必要な人達ははたしてどれくらいおられるのか？　と思いたくなる光景を目にします。無料だからと公然と口走るお年寄りも少なくありません。一方で、ひとたび病になった時（歯を含めて）誰もが安心して訪問診療を受けられるようになったでしょうか。こういう体制が出来て初めて、（歯科を含めて）人の一生に対応した理想の医療制度と言えるのですが。特に歯科においては近年閉院に追い込まれるというケースが目立ってきています。いろんな原因があるのでしょうが国は実態を十分に把握して、制度的な欠陥は速やかに改革に取り組むように願って止みません。

以上、歯科医業の現在から未来へと考察を展開してきました。その要点を最後にまとめてみました。

○歯科医業＝サービス業であるという意識改革をする（もちろんそれ相当の利益を含んだ）。

○ヒト、モノ、カネについてムダのない使い方に徹し、増収増益を図る。

○しっかりとした経営理念を持つ。そして明快な将来ビジョンを打ち立てそれに向かって邁進する。

○技術の向上、新しい情報の収集に常に努める。

21世紀の変転極まりない社会情勢のなかで、患者さんに信頼され、地域に密着した歯科医として存在してゆくために、日々研鑽を積んでゆかれることを願って止みません。

魅力的な院長夫人になるために

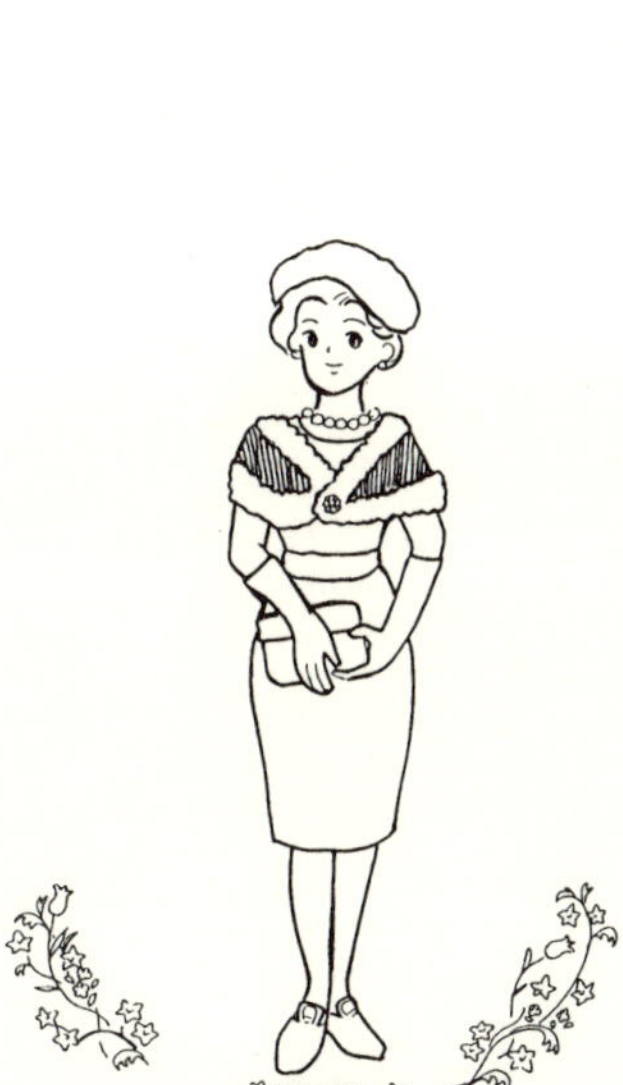

「院長夫人」とは

文字通りに解釈すると、医院を開業している院長の奥さんということですね。総合病院、医院の各科、歯科医院の奥さんといえば、誰もが「へえ〜」といい、次に出てくる言葉は「いいわねぇ」、口さがない人は「儲かるでしょう」と好奇の眼差しで見られます。

遠い幼いころ、貴女も一度は「お医者さんのお嫁さんになりたい」と思い描かれたことでしょう。「お医者さんの奥さん」……この魅力的な言葉、ステータスに、多くの若い女性は憧れることでしょう。

結婚を目的としたパーティ、結婚相談所、お見合い仲人業者（個人的なものも含め）など、「結婚」を業とする業界で、院長夫人のランクは最上です。入会金、パーティ参加費、お見合い料どれをとっても別格です。若い女性がイメージするのは、夢のような暮らし――車はベンツ、都心および郊外にある瀟洒なマンションもしくは一戸建ての家、そこにあるのは外国の輸入家具、洋服はブランド品。身につけるものはブルガリ、シャネル、フェラガモ、ローレックスの時計などが浮かんできます。先日、テレビで「マダムに逢いたい」という番組が放映されていました。ここに登場した歯科医師夫人も確かにブランドづくめで溜め息が出るばかりでした。でもちょっと待ってください。すべての院長夫人に初めから、こんなにうまいストーリーが用意されているのでしょうか。

多くの開業したての若いドクターの現実は、とてもこうゆう訳にはまいりません。高額の授業料を両親に払ってもらい、やっと卒業し、ある程度の研修期間を経ていろいろな煩雑な手続きを踏み、ようやく開業にこぎつけるのです。開業のために、多額の借金を背負ってスタートというケースも多いでしょう。

大学病院など来院患者の多いところで研修勤務を過ごすと、患者集めの苦労を経験しません。そこで、いざ自分で開業する段になって、初めて、患者がやって来てくれないという深刻な問題に、往々にしていきなりぶちあたってしまうのです。そして試行錯誤を重ねること数年、ようやくちょっと食べていけるようになったかなぁと若きドクターが自ら感ずる頃が、人生の適齢期ということになるのでしょう。

開業医院の収入

実情は実家が歯科の開業医院の方はある程度お判りになると思いますが、ほとんどの方が年収○千万のところに目が眩みます。貴女はいかがでしたか。

これはあくまでも総収入であり、手取りではありません。特にサラリーマン家庭に育った方は、その○千万が手取り収入と思いがちなのです。お見合いの場では、「手取りが○千万ですか」などと金額的な事は非常に聞きづらいものです。「この人ガツガツしているなぁ」と思われないかと気がひるんでしまいます。相手が気に入った人であればよけいにです。はっきりと、収入と医院経営に必要な経費などを説明して、おおよその手元に残る分をおっしゃる医師の方もいらっしゃいますが、恋愛では、なにがなんでもターゲットの女性を射落とすために、つい、この点ちょっとサバを読んで、結婚にこぎ着けるチャツカリ医師の方もおられるようですね。まあ、なんやかんやの紆余曲折の後、めでたく結婚にゴールイン。念願の新生活が始まるわけですが、1ケ月、2ケ月と過ぎてゆくうちに、どうもおかしい。最初の話と、だいぶ違うようだ。患者さんの来院数も減ったり増えたり……かなり波があるようだ。第一、月末には、期待していたほどの余裕を持てる生活資金が残らない。「なーんだ、普通のサラリーマンとあんまり違わないじゃないの。自営の苦労のぶんを差し引けば、むしろサラリーマンの人より悪いかもしれないわ。」「独身時代のような気儘な暮らしも無理だし……」と内心臍を噛んで、ちょっとメランコリーになったりした覚えはありませんか。でも意を決して、「院長夫人」の座を選んだのは誰でもない貴女自身でしたね。それなのにここで尻尾を丸めて、バツイチ覚悟で、すごすごと実家に帰り方向転換しますか。それとも、折角「院長夫人」に魅力を感じて描いた夢ですもの。簡単に壊したり、手放したくないと腹をくくって一頑張りしてみますか。筆者はこれから、「院長夫人」としてスタートしたものの精神的に、あるいは経営などの実際面で、とまどいと不安に駆り立てられてナーバスになっていらっしゃる貴女と同じ視点で問題点を考えてみたいと思います。ご自分の力で苦難を乗り越え、安定した医院経営の一助を担う魅力ある「院長夫人」になっていただくために。

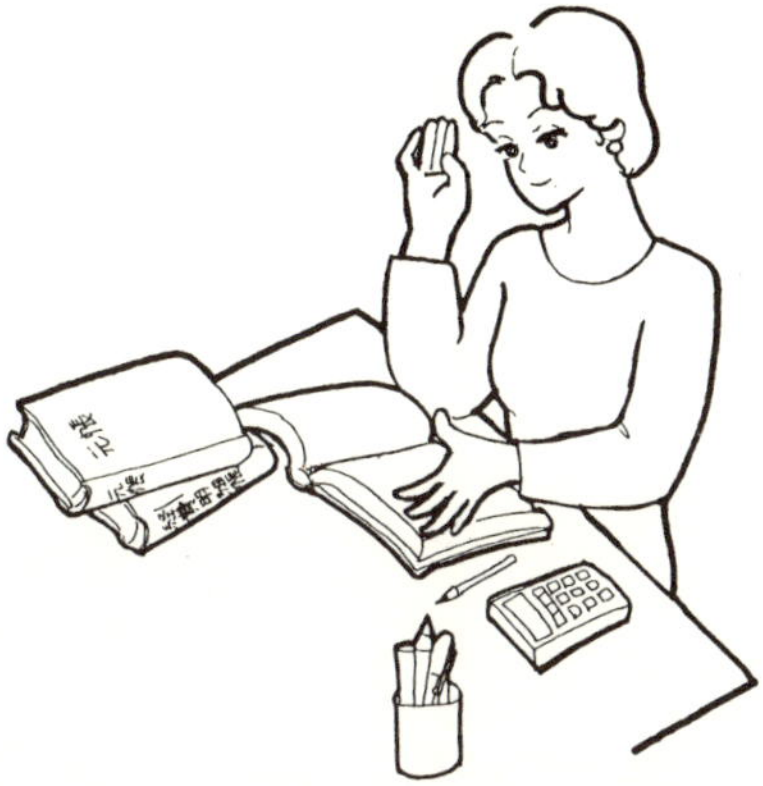

「院長夫人」の心構え

今、多くの歯科医院が乱立する大変な世の中になりました。一夜明ければ、それほど遠くないご近所に同業の歯科医さんが誕生しているなんてことも、そんなにオーバーなお話ではありません。しかも一見したところ、貴女のところよりなんだかずっとスマートで施設が良さそうに見えます。そんな厳しい環境の中で、院長である貴女のご主人は患者さんに満足いただけるように、最善の治療を尽くしておられます。それが、同業他者の歯科医さんに負けないための最良かつ最低限の方法であるからです。この現実をご主人ひとりの仕事と思わないで、いかにしにたら自分がご主人をサポートして、自分たちのお城である医院を繁栄させることができるのか、どうすればひとりでも多く、患者さんが自分たちの医院へ足を運んでくれるだろうか――そのために「院長夫人」の私が出来ることは何なんだろうか――という問題意識を持って考えてみてください。

「院長夫人」の集客方法（その一）――賢いご近所対策

自宅に併せて医院を開業している場合には、メリットとしては次のような点が考えられます。

日常生活が、地元に密着しているので、自治会、婦人会、種々のサークル活動を通じて、必然的に顔見知りの機会が増える。ご近所の冠婚葬祭等のお手伝いや、子供さんがある場合には子供さんを通じて交際が深まるなど、貴女ご自身が、すこし気をつけてマメに対応すれば、自然に「あの歯科医院の奥さん」とプラスイメージがご近所に浸透します。それが、将来、患者さんという形で帰ってくるんだ――ということは、もうお判りでしょう。

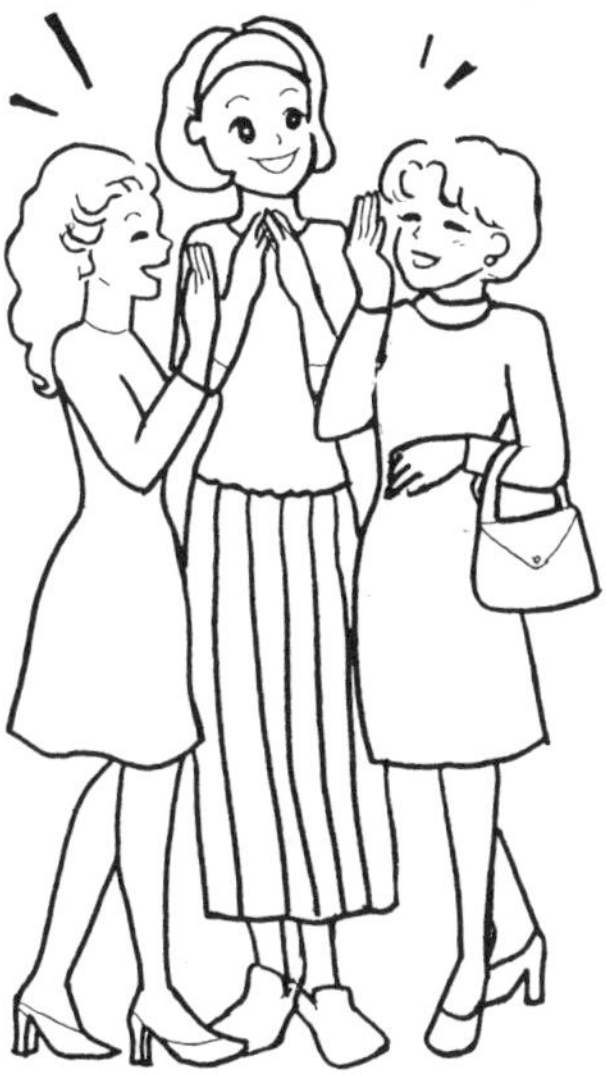

反対に、デメリットも考えられます。生活振りや、外出時の服装、持ち物など細かいところまで、四六時中見られているようだ。噂の対象になってストレスが溜まってならない。など。どんな事でも、物事にはプラスとマイナスの両面がつきものです。私たちは、与えられた環境の与えられた条件を賢く利用して最大限の生活の知恵を引き出さねばなりません。ご自分の医院を繁栄させる一つのきっかけが、貴女の賢明なご近所対策に懸かっていることを十分に認識していただきたいのです。

日常的な細かい点に目を向けて、もう少し話を進めてみましょう。

賢いご近所対策といっても、特別意識的にベタベタ振舞うというのは、間違っています。こういう姿勢では、良いお付き合いが長続きしません。人間は感情の動物ですから、一定の気持ちで、なかなかおれません。ご近所と仲良く付き合っているつもりでも、なにかこちらが気がつかない、ごく些細な原因で仲がぎくしゃくしてしまうことがよくあります。たとえば、日頃貴女のご家庭で車の出し入れをする際のエンジン音、バイク音、あるいは、貴女の医院に来診にくる患者さんの車の音、貴女の医院の駐車場が不足していて、患者さんが長時間路上駐車、ご近所の家の前にはみ出し駐車しているといった状態など、知らんふりしている事や気がつかない事がないでしょうか。貴女が車を愛用する人であるためモーター音、駐車問題について、とかくドライバーに都合のよい立場で解釈していることがないでしょうか。ご近所が自宅療養の病人や介護者を抱えたご家庭、受験を迎えた子供を持って一家がナーバスになっているご家庭であったらどうでしょう。このままでは、いつか苦情が出てくるのでは自明です。

足元から火がつくようでは開業医の商売は非常にやりにくいものとなります。医院の評判は、近所の方によく聞かれるものですから。

主人が医者だからと調子のお高い院長夫人も良くありません。昔から『虎の衣を借る……』と言って嫌われものの代名詞です。こうゆう人に限って、とかくブランド品をこれ見よがしに身につけたがるようですね。

ご近所での貴女の好印象が、医院の評判を高める大切な要因ということを十分に認識されれば、貴女自身が礼儀正しく、常識を持ち、腰を低く、節度を持った立ち振る舞いを求められるのがよくお判りいただけると思います。

余談ですが、貴女がちょっと旅行に行ったときなどのお土産を、さりげなくお渡しすると、日頃は「少々、うるさいな」と感じておられても気持ちが和らぐものです。面倒がらず、つかず、離れずの一寸間を持った賢いお付き合いを心掛けてください。

（その二）——院内での夫人のポジション

次に、ご主人（院長）の仕事場である診療室を院長夫人としてどのように理解し、サポートしてゆけばよいのか考えてみましょう。診療室には、院長のほかに、歯科衛生士、助手、受付などそれぞれの職分の人達が働いていますね。日常の仕事はこれらの人達にまかせておいて問題がないのかもしれませんが、思いがけない緊急時に院長を助けて医院経営を維持してゆくためには、日頃から経営カウンセラー的な視点で診療室を見ていなければなりません。と言ってもいきなり難しいことを要求するのではありません。まず、一日に一時間でも二時間でも院内に入り、院全体の雰囲気を把握することを心掛けてください。何気なく花を活けたり雑用をしながら、患者さんの側から見た立場で、受付の接遇、衛生士の診療、助手の仕事その他、全体的な印象を気に留めてみましょう。院長夫人が入室することで多少なりとも緊張感が高まります。患者さんから見れば、夫婦で一生懸命頑張っている姿に好感が持たれ、また安心感も増します。しかし、現実にはいろいろな理由で、多くの院長夫人は院内に入るのを逃げておられるようですね。ここでいくつかその理由を列記し、その対策をあげてみたいと思います。

①乳幼児がいて手がかかる。

②介護しなければいけない人がいる。家事が多い。

③なんとなく入りづらい。

④自分が入室することは、かえってスタッフとの間がうまくいかないと思われるから。

⑤主人（院長）が嫌がるから。　等。
次にその対策を考えてみましょう。

①の場合

どちらかの親にみてもらう。それが無理ならベビーシッターもしくは保育サポーターを頼む。労働省の外郭団体の「21世紀事業団」に問い合わせれば、家の近辺の保育サポーターを紹介してくれます。

②の場合

介護を必要とする人がいる場合は、ホームヘルパーに依頼することで解決します。その他の家事が多忙な場合はその理由にも因りますが、民間の家事サービス事業者を利用すれば解決します。

③の場合

これは、貴女に発想の転換をはかってもらわなければどうにもなりません。実は、本章の目的自体がここにありと言えるかもしれません。

いつ主人である院長が病気とか怪我で入院することがないとは限りません。そのような事態が発生してから、夫人が何も知らない、判らないといって慌ててもどうにもなりません。医院を会社に例えると、院長は社長、夫人は専務取締役です。会社の経営では、専務は社長の片腕。どんな状況でも社長をサポートしてゆかねばなりません。これと同じく、専務に当たる院長夫人である貴女は日頃から医院経営のあり方に関心を持って、どんな小さなことでも、院長と協同で問題解決を図ってゆく積極性が望まれます。それで初めて、どんな不測の事態が起こっても、冷静に判断し困難を切り開いてゆく判断力と度量が養われます。独身の医師の場合は、全部の問題が自分ひとりに振りかかってきます。これに比べて、有能な院長夫人が片腕の場合はそのぶん、院長は安心して診療に集中できます。「結婚して、サポートしてくれてほんとにありがとう」と、院長に心からいってもらえるように発想の転換を図ってください。

④の場合

行動を起こす前に、あれこれと思って自分勝手に結論を出していませんか。確かに現場のスタッフから「奥さんが入ってくると、『うっとうしい』『気を使うなぁ』」といった溜め息が漏れて聞こえそうですが、でも貴女が、院内で敢えて「院長夫人」の肩書を捨て、多少とも医療に関しての知識を身につけて「助けになる」スタッフの一員になろうと真摯に取り組まれたら、そんな危惧は自然と氷解してゆくでしょう。逆になにもわかっていないのに、院長夫人の立場だけで細かいことまでアレコレ口を挟むのは最悪ですね。さあ、このように、スタッフのことを思い悩むのでしたら、その時間を少しでも、知識の修得に向けてください。

医院経営のアシスタントとして、あるいは頼もしい院内スタッフの一人として、院長夫人が一目置かれる存在になるには、前にも述べましたが、まず必要な知識を身につけることです。ちょっと、専門的になりますが、「医療秘書」「歯科助手」「歯科医療事務」「簿記」、基礎知識として最低この程度は勉強して下さい。あと「歯科衛生士」の資格を頑張って取ればいうことはありません。二年の期間を必要としますが諸条件が許される環境であれば是非取得して下さい。歯科衛生士の資格を持つ方も大勢いらっしゃいますが、折角の資格を持ちながらご家庭の中に引っ込んでいらっしゃる方もおります。これでは宝の持ち腐れです。資格をフルに活用しましょう。医院にとって大きな戦力となります。それでこそ、院長の心強いパートナーといえるのです。

一例ですが、筆者の住む大阪府では大阪府歯科医師会が毎年1回（主に夏）医療秘書、歯科助手の研修を行っています。医療秘書は2日間、歯科助手は3日間、二つ合わせても合計5日間です。土、日曜日なので、たいていの方が参加可能と思います。歯科医療事務のほうは週2回、3ケ月で終了です。一日2時間位なのでこれも時間のやりくりがつくはずです。医療秘書、歯科助手の研修会については、都道府県により異なっている点もありますので所属されている歯科医師会に問い合わせてみてください。

簿記についてはあちらこちらの経理学校で習得できます。いずれにしましても、こうした学習の機会を上手に利用して必要な知識を修得し、そのあと院内に入るのであれば、気持ちにも余裕ができます。その余裕が、貴女が院内を冷静に観察して仕事の流れを掴み、スタッフに適切な指示を与えることを可能にするのです。

院内でのお仕事は、お判りの方も多いと思いますが、受付業務、アシスト、レセプト、だいたいこの三つが大きな柱で、あと伝票整理、経理事務、雑用などです。雑用には範囲はありません。時には受付に座り患者さんとのコミュニケーションを図りましょう。何気ない雑談から話が弾み親しみが増します。こうなると、自由診療のすすめに一役買うことになります。また、スタッフの人達の人間関係がスムーズにいくように気配りしましょう。人

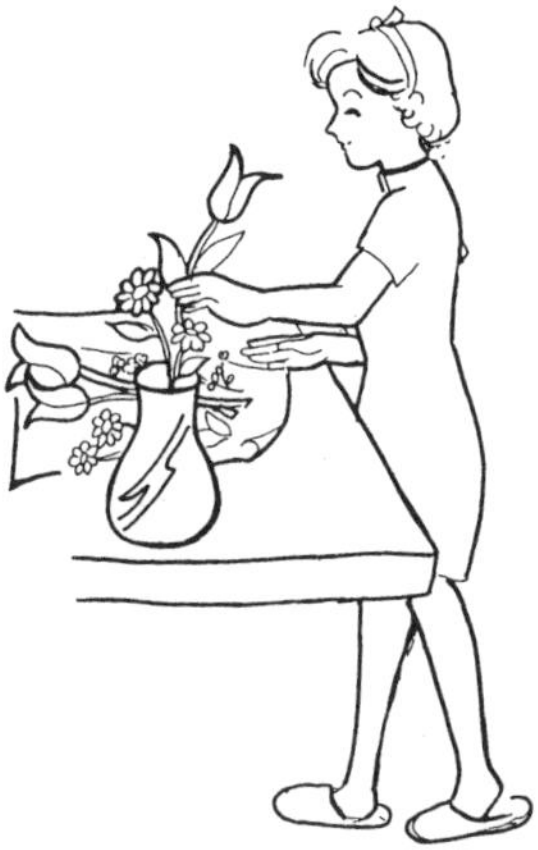

数がいればいるほどトラブルも発生しやすいものです。当事者双方の言い分によく耳を傾け冷静に判断し間違っても自分と気が合うからと贔屓目の判断をしてはいけません。また、若いからとか、仕事をしてもらっているから、といった曖昧な遠慮した態度はすっぱり捨てて頂きたいものです。「やさしさ」「思いやり」は必要ですが、時には厳しく指導しなければ人は思うように動いてくれません。昔から人を使うということは「苦」を持つと言われますが、良い人材は立派な財産です。院長夫人としての人柄、教養に磨きを掛けて大きな包容力でスタッフに接するならば、スタッフの信頼も高まり、ス

タッフの成長にも大きなプラスとなるでしょう。どうか、自分はスタッフの一員なんだという気構えを忘れないでください。そして人出が足りないとか、火急の状況が生じたときには、すぐに的確な判断と指示でサポートに入れるように、いつもその態勢を心掛けてください。

⑤の場合

これは院長自身が発想の転換を図っていかなければいけません。女は家庭にという考え方を改めてもらわないと、院長ご自身が困ることがあります。「男の仕事場に入るな」「口を出すな」……と自信家なのか、傲慢なのかちょっと推し量ることが出来ませんが、あんまり「自分が自分が」のワンマン経営では、これからの医療現場から取り残されてしまいますよ。ただでさえ猫の手も借りたい自営業なのですから。夫人の意見を聞き、手伝ってもらえる範囲は手伝ってもらい、スタッフのアイディアに耳を傾け、良い意見はどしどし取り入れて行かなければ進歩はありません。明日からと言わず、今日から考えを改め良い方向に持って行かなければなりません。

「院長夫人」としての人格形成

前節で院長夫人が医院経営の良きパートナーとなるためには、医療に関連する知識の修得の必要性とともに、人格を磨いて、教養を高め大きな包容力を身につけることの大切さを述べました。でも、どなたもお判りのとおり、これは言うは易しで一朝にして備わるものではありませんね。長い人生では、多くの人とのお付き合いの場が出来ます。老若男女の世代をこえた、昨今では異業種間の人々の交流サークルなど様々ですが、こうした一つ一つの出会いが自分を磨いてゆく大切な機会です。人との出会いの他に、各種の教養を高める講座もあります。いずれにしても、自分にない良いところは見習い、吸収しようとする「心」を持つことが大事です。とかく誰によらず、自分の考え、個性、極言すれば自我を通してしまいたいものですが、この点をちょっと抑えて、物事をなるべく「素直」「純真」な心で受け止め、反省すべき場合は反省してゆく――この姿勢を積み重ねてゆけば、少しずつ人格が良い方向へ変貌してゆくのです。

院長夫人と言えば、四年制大学卒業、良家の子女、医者の娘といった申し分のない方々が多いでしょう。そうした学歴、恵まれた家庭環境は確かに結構なことです。しかし、医院経営のパートナーに要求される「教養ある女性」というのは、少し異なった女性像だということを理解していただきたいのです。

患者さんはいろいろな方がお見えになります。どのような患者さんが来院されても、やさしく、温かく接する腰の低さが大切です。そのためには、広い視野と常識が必要となるに違いありません。患者さんというものは、特に女性患者は「院長夫人」ということで興味深く、俗っぽい言い方をすればワイドショウーの乗りで貴女を見ています。一挙一動を案外よく見ていて、時としては貴女を井戸端会議のヒロインにしてしまいます。また、男女を問わず、中高年層の関心の高い話題は「健康問題」です。飽食の時代の末世的な現象と言えばオーバーに聞こえるかもしれませんが、生活習慣病の人は増えていますし、歯周病は若年層にまで広まっています。そこでどこへ行っても、健康の話となれば真っ先に「歯」の話が出てくるのです。最近の女性は、グルメと温泉目的の日帰り旅行、一泊旅行によく出掛けます（実際、どの旅行会社のツアーも中年女性で一杯ですね）。せっかく楽しいはずの旅の話なのに、よく聞いてみると、歯の具合が悪くて旅先で美味しいものが食べれなかった、噛めなかったと悔しい思い出話をされているのをしばしば耳にします。好奇心が旺盛で健康問題に関心の高いこの年齢層の人達が、実は自由診療をお勧めする貴女の医院の恰好のターゲットであることをよく認識してください。そうすれば、この人達が来院されたときの受付応対がたいへん大切であることがおわかりいただけるでしょう。お一人の患者さんが、貴女の医院に良い感じを持ってくれればやがてその家族、友人が来院してくれます。池の水面の波紋が自然に大きく拡がって行くの如しです。もしうまい具合に、貴女が受付にいる時に来院されたら充分心掛けて下さい。「感じのよい奥さん」の注目度は何よりのＰＲです。

行動する院長夫人、でもペースを考えてやっていきましょう

診療に関しては、歯科衛生士、助手等の補助で進められますが、最終的に肝心なところは院長にしか出来ません。院長は、毎日多くの患者さんを診察

することで手が一杯なのです。そこで院内、院外を問わず院長夫人が代行しなければならないことも必然的に多くなるのです。しかし、最初から勢いよくあれもこれもと仕事をこなし、院内にも続けて何日間も詰めていると嫌気がします。身体の疲れも半端ではありません。ですから、長距離ランナーの如くペースを考えながらやっていきましょう。

院長夫人のお仕事の範疇としてつぎのようなことが挙げられます。

○伝票の整理
○レセプト提出のお手伝い
○スタッフの給料計算
○確定申告時のための資料整理

そのためには、多少の経理知識をマスターして、医院の金銭の大まかな流れが把握出来るようであればさらに良いでしょう。

○患者さんへの電話連絡
○スタッフの確保、補充のための面接
○トラブル解決

○院長の健康管理と家事全般
対外的には、
◇治療に来院された患者さんへのアフタケア・お見舞い
◇患者さんはもとより、そのご家族のご不幸に対する心遣い
　患者さんにとっては、思いがけないちょっとした心遣いが大変嬉しいものです。
◇歯科医師会会長さんへの気配り
◇歯科医師会主催の研修会や各種の研修会の案内通知への目配り
◇歯科医師会からの連絡事項、説明会の通知への目配り
等
　2人でも捌ききれないほど膨大です。そのうえ、他人に見られては困る内容のものは親族内で内々に片づけ、他の人に任せられるものは思い切って任せるなど仕事の中身によって仕分けを的確に行わねばなりません。そうすることで、煩雑な仕事が多少とも軽減され、かつ全体の効率アップに繋がるのです。

ここまで読まれて、もうパニックになっておられるのでは……プレッシャーも大きいことでしょう。しかし多くの院長夫人はずっと昔から、これらの「院長夫人」の役割を完璧とは言えなくてもそれなりにこなしておられるのです。初めから仕事にまったくタッチされない夫人もいらっしゃいますが、今現在の開業歯科医の生き残りのための環境や今後の厳しい状況を展望しますと、院長夫人がノータッチでは成り立っていけないのです。自由診療を増やし、収益を上げて行こうと思えば絶対考えていって頂かないといけないのです。逃げ腰になっていないで、順序立てて行動に移してみましょう。流れに乗れば案外出来るものなのです。最初から欲張らず、限られた時間を如何に無理なく、有効に使っていくかを考えてみましょう。あまりあれもこれもと無理すると行き詰まり、果てにはノイローゼにもなりかねません。若い院長夫人の場合には結婚して見知らぬ土地にきてしまったという場合もありましょう。このような場合は結婚で生活が変わったうえに環境ががらりと変わったわけですから大変です。ゆっくりと家庭と院長夫人としての仕事の割合を考慮して行動に移してください。

都心部または郊外でのテナント開業医院の場合は住宅兼開業医院「夫人」に比較して、かなり時間的、気分的に余裕があります。都心部でのテナント開業医院では午後の診療時間が短いところが多いようです。ある意味ではサラリーマンの妻と似通ったところがあり、朝、院長が出勤してしまうと家事をしている時間が多くとれます。もちろん医院のスタッフが充分足りておればの話ですが。スタッフの足りないところでは最初から必然的に院長夫人がスタッフの一員として活動しなければなりませんから共働きのような形態になります。通院に時間がかかり身体も疲れてきますので、お仕事のローテイションを週何回と無理のない範囲で設定しなければなりません。

これまでの話でお気づきいただけたと思いますが、「院長夫人」の仕事は非常にストレスのたまりやすいものです。テナント開業医の場合は、ご近所の目が自分に集中しないという点では、ホッとするものがありますが、住宅兼開業医院の場合はそうした周りからのストレスから逃れられないばかりでなく、その上に院長であるご主人と二十四時間顔を突き合わせているようなものです。どんなに素敵な恋愛結婚であっても所詮は他人なので、時にはうんざりすることもあるでしょう。これは開業医院に限らず自営で共働きの人に共通のことですが。この点は、朝主人を送りだせば、夕方まで比較的フリータイムを持てるサラリーマンの妻の立場とまったく異なります。そのほかスタッフとの関わりも、気を使うほどストレスを高じさせる一因であることは申すまでもありません。したがってその発散方法については自分なりの工夫をしてください。

健康管理について

ストレスについて触れましたが、開業医のお仕事を長く続けてゆくとなれば当然のことながら、院長と院長夫人の健康状態が大切です。ともに健康であるためには、常日頃、節度ある生活を心がけ適切な自己管理が必要です。サラリーマンと異なって有給休暇はないし、退職金もありません。一日休めばその日は収入がゼロです。本当に身体だけが資本ですから、年一回定期的に健康診断は必ず受けてください。また休日は意識的にリフレッシュを心掛けましょう。住宅兼医院の場合は、週休二日に加えて土曜日は午前中のみ開

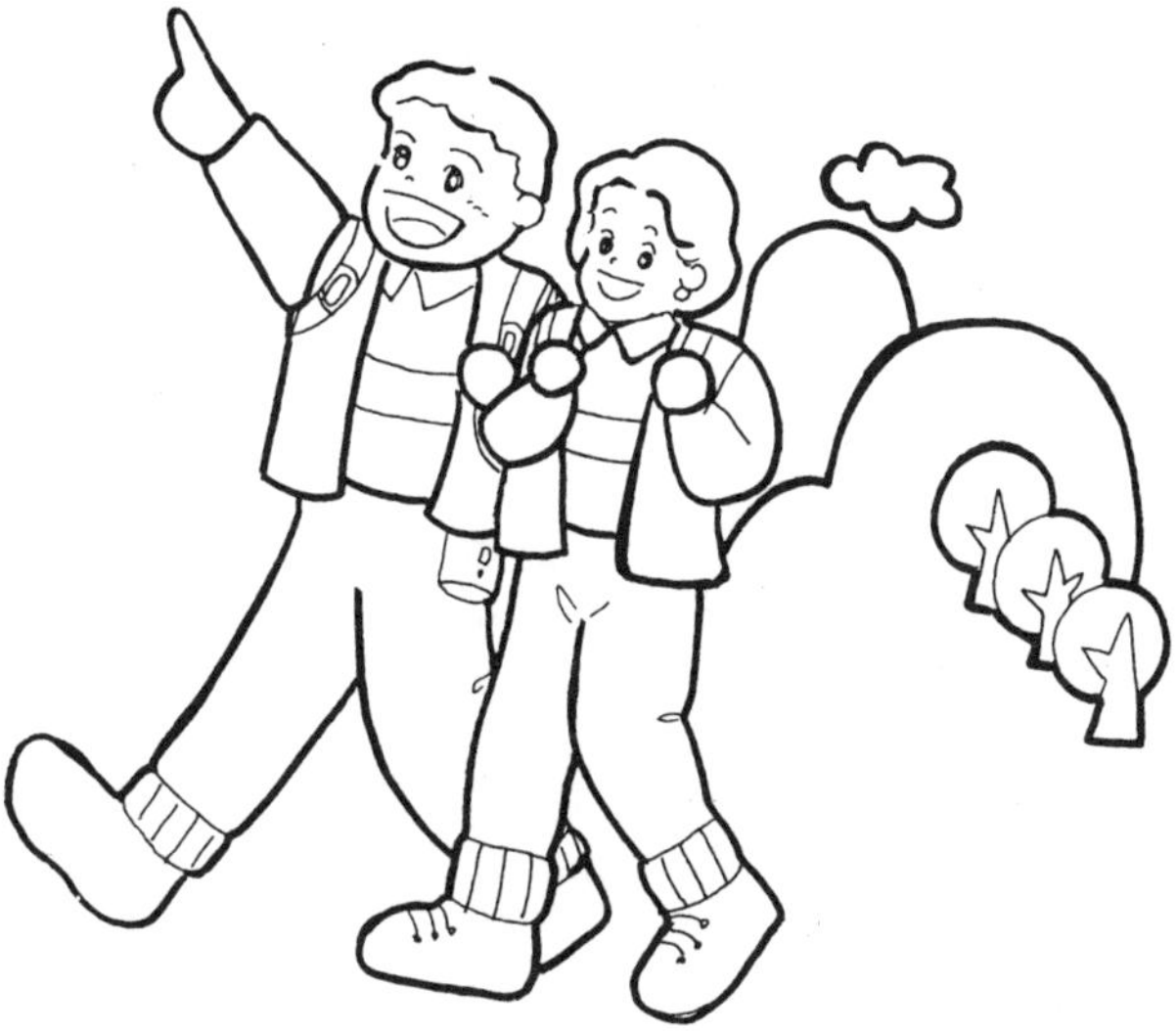

業。オフィイス街でのテナント開業の場合は土曜日休みが一般的なようですが、是非一日は完全休養に当てたいものです。そして、あとのもう一日は努めて屋外に飛び出して身体を動かしましょう。スポーツ(ゴルフ、テニス等)やハイキング、森林浴などで汗を流して身体の中からリフレッシュを図るもよし、緑の多いところへドライブして気分転換を図るのも結構です。休み明けは明るく、元気で患者さんの診療や接遇に当たってください。また院長夫人は、スタッフの健康状態にも配慮してくださ

い。患者さんがたて混んだ日が続くと疲労が溜まり、どうしても顔や態度に出てしまいますので、スタッフのローテーションや患者さんの数をどの程度にしたらよいか考えなければなりません。

いろいろな事柄を長々と述べてきましたが、要はステップ・バイ・ステップです。小さな事でも毎日々々が経験です。努力して学ぶ、そしてそれを積み重ねてゆくという気持ちが大切です。最初のころは、患者さんに近づくにも勇気を必要とし、何かと気骨の折れる苦い思いの日々を重ねることも多々でしょうが、次第に自信に満ちたさりげない応接が出来るようになるでしょう。

歯科医院経営を安定したものにするために、自由診療を増やしてゆかねばならない——本稿の最終目標である——この達成も、今まで見てきましたように院長夫人の助力に負うところが大きいのです。院長とともに夢を持ち、二人三脚でその目標に向かって頑張って下さい。

歯科医院をサポートする
有能なデンタルスタッフ

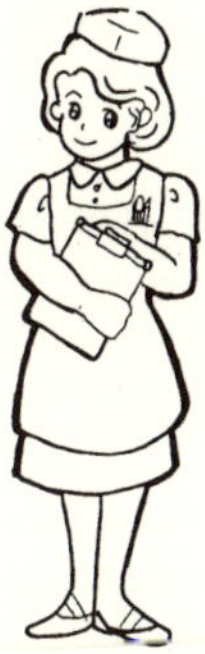

その一　歯科衛生士

歯科衛生士とは

お口の健康を願って、各医療現場で歯科予防処置、歯科診療補助、歯科保健指導を行っています。近年はキュアからケアへと変遷してきております。高齢化社会に向かっては、歯を少しでも長生き出来るように口腔の健康を守り、少子化社会に向かっては歯の予防をする専門職です。

活躍する歯科衛生士

歯科衛生士と言えばピンクやブルーの可愛いユニホームを着て、スケーリングをチリチリとしている姿を誰もが思い浮かべます。そうです。院長の片腕と言っても過言ではないくらい大切なパートナーです。昭和23年に歯科衛生士法が制定され、社会的な認識が高まるにつれてその数も増加の一途を辿り、平成10年では約6万人の歯科衛生士がさまざまな医療現場で活躍しています。

その職場とそこでの歯科衛生士の役割を簡単に記しますと次の通りです。

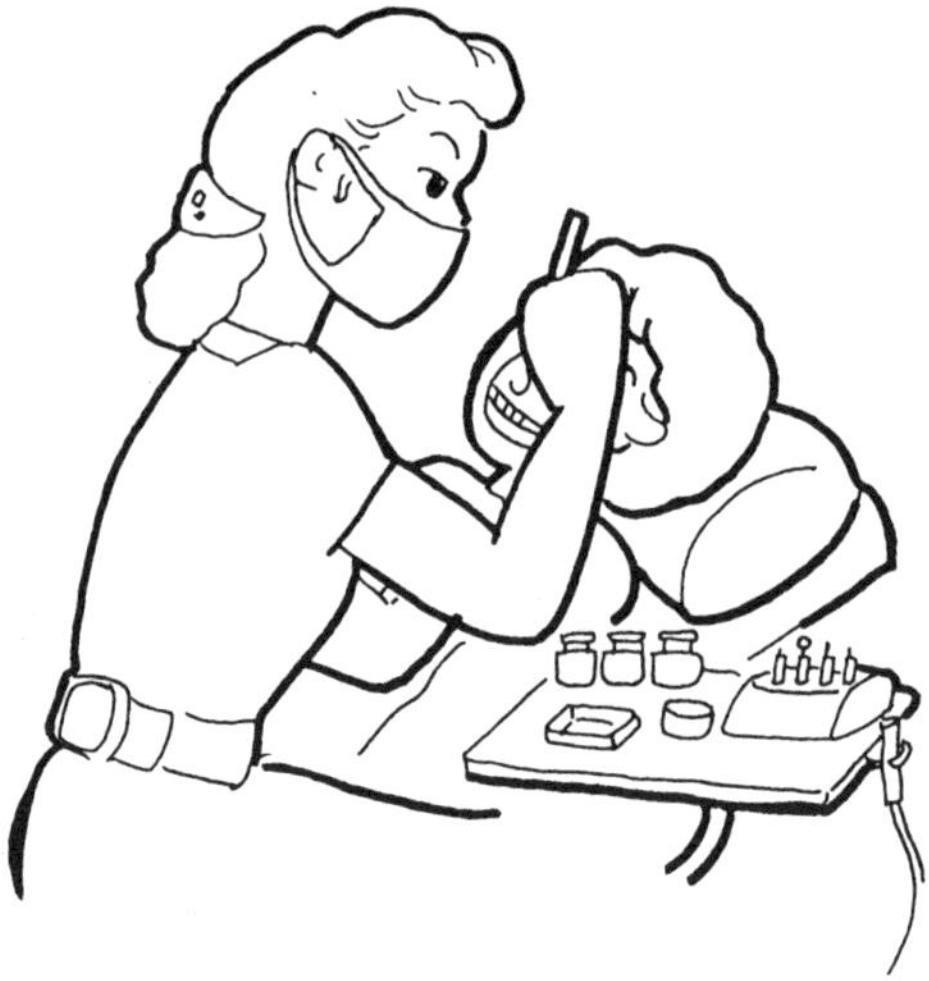

○病院…（歯科を併設しているところ）（例、口腔外科）
外来患者のアシスト、入院患者の指導など。

○保健所…（平成12年現在、全国に五九四ケ所ありますが、各自治体の状況より年々減少の傾向にあります）
妊産婦、乳幼児の歯科保健指導、成人保健事業の一環を担いつつあります。

○保健センター…（平成11年末現在、国の補助を受けて全国で1,630ケ所に設立されています）

近年保健所よりも、保健センターの方が住民検診、成人病予防、乳幼児を中心とした歯の検診、ブラッシング指導等の歯科指導を歯科医師とともに行っています。

○一般企業の診療所…その企業の社員を対象とした歯の衛生指導（ブラッシングの指導など）など。

○歯科医院…全体の80数％の歯科衛生士が歯科医院に勤務しております。

設備、スタッフの人員、患者数など立地条件はまちまちですが、多くの歯科衛生士が各歯科医院で多忙な日々を送っています。患者さんが最もふれあいを持つスタッフで、まさに歯科医療のナースと言われる所以です。歯科医院の善し悪しが決まる大切な要因の一つとして、歯科衛生士の患者への接し方が注目されるのはその為です。

そこで、ここでは「歯科医院勤務の歯科衛生士」に焦点を絞り、考察を進めたいと思います。

歯科衛生士の役割

歯科衛生士の仕事と言えば、ブラッシング指導、スケーリングと思いがちです。この二つの仕事が目立つためかもしれませんが、あくまでも全体の一環でありその他にも多様な仕事があります。口腔内の清掃（バキューム、排唾管）、仮封、フッ素塗布、印象、チェアアシスト（治療の流れに沿って、必要な器具の受渡しを迅速に手際よくしなければなりません）、治療に必要な薬剤の準備、ワッテ、ロールワッテの準備、器具の滅菌、消毒、患者さんへの治療説明等。

一ケ月に数百人来院される患者さんを歯科医師とともにこなしてゆくには、相当な機敏さ、気配りが要求されます。ローテーションで歯科衛生士が受付業務を兼務している歯科医院も多いようです。

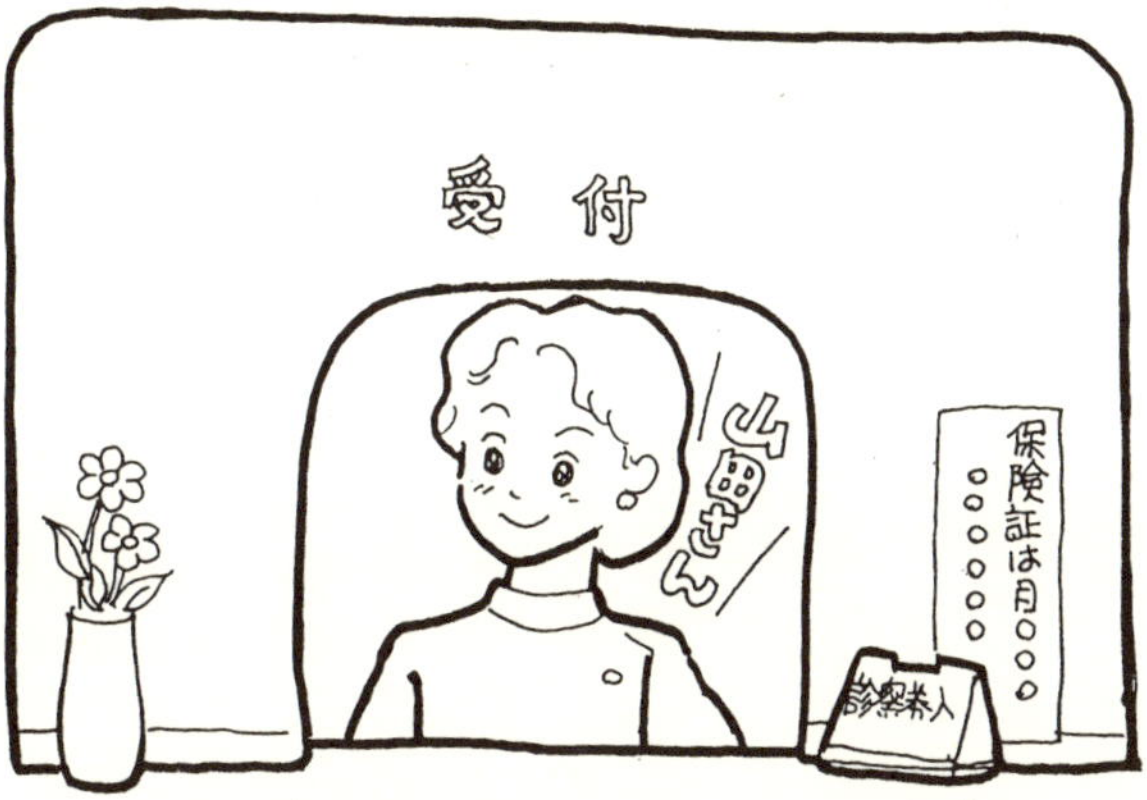

診療後、受付で自分の治療内容についてあれこれ質問される患者さんも多いので、医院にとっては良きアドバイザーでもあるのです。電話での問い合わせに対しても同様な事が言えます。院長は次の患者さんの診療に入っておりますので、余程のことがないかぎり電話や説明に出られないのです。歯科衛生士が説明することによって診療がスムーズに行くのです。その他の仕事としては、受付を任された時は、患者さんの応待、カルテの記載、整理、診療後の患者さんの次回予約等があります。

歯科衛生士A子さんの一日（開業歯科医院の場合）

AM 9：30　出勤。ユニフォームに着替え、医院の玄関、待合室、診療室、技工室の清掃。午前中に来院予定の患者さんのチェックと使用器具の点検。診療台に基本セット、コップ、エプロンなどを準備しておく。そのほかワッテの補充、SPの準備、前日使用した器具の整理整頓、季節により冷暖房のスイッチ、午前中に来院予定の患者さんのカルテの準備、前日の患者さんのカルテ収納等。

AM10：00　診療開始（午前中予約の患者さん）チェアアシスト。

PM 1：00　午前中の患者さんの診療終了。器具の滅菌、消毒。カルテ収納。

PM 1：30　退院。自宅で昼食。休息。

PM 3：30　再出勤。待合室、診療室の清掃。午前中減菌、消毒した器具の収納。午後の患者さんのカルテに目を通し治療内容を把握し器具の準備、基本セット、コップ、エプロン、タオルなどの準備。診療に必要な備品の点検等。午前中と同様に患者さんを迎えるための作業をしておく。

PM 4：00　診療開始。（午後の患者さん来院）チェアアシスト。

PM 8：30　診療終了。
器具の滅菌、消毒。カルテ収納。

PM 9：00　退院

この勤務時間の谷間に各患者さんのカルテの治療内容の把握、点検等……と多忙な日々です。これらの仕事はひとりでする訳ではありませんが、歯科医院の大まかな仕事の流れです。時間帯を分け、二交代制というところがほとんどです。スタッフの誰もがこの仕事の流れを把握、理解する体制を作り、誰かが止むを得ない事情で突然休んでもトラブルが起こらないように、治療に支障を来さないようなチームワーク作りがとても大切です。

より良い歯科衛生士との出会い！

現在14万人の歯科医師がいて、そのうち約6万人の人が開業しています。

それに対して医療現場で働く歯科衛生士は6万人位です。ですから歯科衛生士はまだまだ足りないのです。この不足状態の中で有能な歯科衛生士を自分の医院に如何にして安定的に確保できるかは医院経営上の重要な点です。利益をあげることが出来るかどうかがこの点にかかっていると言ってもオーバーな表現ではありません。歯科衛生士の待遇は雇用する医院によってさまざまです。たとえば、皆勤手当て、残業手当て、多忙手当てなどは、医院によってついたりつかなかったり、また金額もまちまちです。以下に雇用にあたっての歯科医院側からみた歯科衛生士採用にの留意点を少々考えてみましょう。

雇用にあたっての留意点

雇用する側は採用にあたっては、自分の医院に相応しい、プラスになる人物か、充分に吟味しなければいけません。人が足りないからといって、急いで場当たり的に採用するとトラブルの元になりかねません。仕事のやり方がなんとなく雑。——高価な医療器具を不注意がもとで破損させたり、患者さんとの間で金銭の受渡しミスをおこしたりするトラブルメーカーは、時間的にも金銭的にも医院に大きな損失をもたらします。院内の不協和音は、患者さんの足を遠ざける要因になりかねませんので、要注意です。

医院サイドから「人物を見分けるチェック項目」としては次のような点が考えられます。

◇時間厳守が出来るか
◇社会的な常識をわきまえているか
◇仕事とプライベートの割り切りができるか
◇金銭にルーズでないか
◇気配りができるか
◇ボランティア精神があるか
◇根気があるか
◇人と話すことが好きか、子供が好きか
◇高齢者ケアに関心があるか
◇機敏な判断が出来るか

まだまだいろんな要素があると思いますが、短時間の面接で完璧というわけにはなかなかまいりません。面接時にアンケート形式の用紙に記入してもらうのも一方法でしょう。とにかく何かトラブルがあった時、採用したのは自分自身であるということを忘れてはなりません。人の持っている長所、短所をうまく使いこなして少ない歯科衛生士の中で優秀な歯科衛生士を育て、その技能を最大限に発揮させてゆくのも、広義の意味での経営手腕です（院内ラボ歯科技工士、助手、医療秘書にも言えることです）。

より良い職場（歯科医院）との出会い ―― 歯科衛生士の側からみて

歯科衛生士の就業状況を示す数値が次のように発表されています。

診療所関係で就業経験年数が5年未満の割合

・個人の診療所　　　常勤者 45.2%、非常勤者 10.5%
・個人以外の診療所　常勤者 36.6%、非常勤者 10.9%

（平成7年3月発表「歯科衛生士の勤務実態調査報告書」より）

なぜこのような数字になって表れるのでしょうか。

開業歯科医院の院長の年齢が比較的若くなってきているために、ベテラン歯科衛生士は逆にいづらくなる。若い歯科衛生士が、まだまだ職場の華的な感覚で医院に迎えられるために、先輩歯科衛生士は居りにくい雰囲気になってしまう等の要因が考えられます。しかし、経験の豊かな歯科衛生士は医院にとっては本当に貴重な存在です。この点をよく認識されている院長さんの中には、歯科衛生士を医院のチーフ等に任命して活躍の場を与え、その有能な知識を生かしおられるようです。歯科衛生士の立場から言えば、そのような院長を見いだすことは大切な事で、渡り鳥のようにあちこちの医院を転々とするのは決して得策ではありません。院長の中にも、歯科衛生士としての技術以前にそのような姿勢を嫌う方が多くいらっしゃることをよく注意しておきましょう。院長との相性もありますが、自分の能力を認めてくれ、自分もやり甲斐の持てる医院に勤務する事が大切です。

面接を受けるにあたっては、雇用条件の確認、院内の雰囲気の観察などいろんな面を総合的に考察しなければなりません。個人経営の医院では、雇用条件はまちまちです。金銭面には聞きにくいこともあるでしょうから、雇用条件等はきちんと書面で交付してもらえば思い違いも防げます。もし勤務してから、提示条件と異なる事態が発生した場合は遠慮なく院長に申し出て、話し合い、改善してもらうようにしてください。そして出来るだけ同じ職場で頑張るように心がけて下さい。自分にとって満足の行く職場であれば、職務が多忙であっても頑張れるし、休日にリフレッシュすれば、また新たな気持ちで患者さんに接する前向きの気持ちが自然に湧いてくるものと思います。そして時には、同業の友人達と会い励まし合い、情報の交換をやることも楽しく、必要な事ではないでしょうか。

理想的な歯科衛生士をめざして

以上、歯科衛生士を雇用する歯科医院の立場からと、雇用される歯科衛生士の立場の両面から問題点を考察しました。最後にもう一度、歯科衛生士各位が次の諸点をたえずチェックして自らを研鑽し、優れたデンタルスタッフとして、医院経営者、同僚、患者さんから確たる信頼を得られることを期待してやみません。

○常にあたたかい心で患者さんに接してすか（ちょっとした事で感情を顔に出さないこと）
○指示された事を敏速に行っていますか
○チームワークを大切にしていますか
○決められたことをきちんと守っていますか
○相手を思いやる広い心の持ち主であること
○自分の健康管理ができること
○向上心を持ち、研集会に積極的に出席出来ること
○自分のオピニオンをはっきり言えますか？
○人との出会いを大切に出来る人

少子・高齢化社会と歯科衛生士

日本は先進国の仲間入りをしていますが歯科医療についてはまだまだです。現に虫歯大国と言われています。飽食日本は口腔ケアについては野放しです。ＴＶをつければお菓子のＰＲの氾濫。これだけ歯について無神経な国

はありません。諸外国では幼少のうちから口腔ケアを盛んに行っています。フッ素の塗布、キシリトール、食事後の歯磨きの励行など歯をとても大切にします。日本では虫歯予防デーぐらいしか目につきません。たかが歯位にしか位置づけられていないのでしょう。「幼少の虫歯は萌えかわるからいいわ！」と言う人も多いのです。しかし、これは大きな考え違いです。健康な歯の為には乳幼児からの口腔ケアがとても大切です。そして歯科衛生士は、乳幼児の頃からの歯科予防の啓蒙運動の担い手として大きな役割を持っているといっても過言ではありません。

日本社会は2010年位になりますと、65歳以上の高齢者の割合が４人に１人と急激に増加します。現在8020運動といって80才で20本、自分の生まれながらの健康な歯を維持出来るように口腔ケアを呼びかける運動が盛んに言われておりますが、高齢化社会のこうした啓蒙活動の中で歯科衛生士の重要性が必然的に高まってゆくことは、言を待たないでしょう。

歯科衛生士に対するニーズが高まるこうした社会的な背景があるにもかかわらず歯科衛生士の数はまだまだ足りません。いろんな原因が考えられますが残念に思われることの一つは、結婚して家庭に引きこもり折角の有能な資格が埋もれてしまうことです。育児とか手が掛かる時期もあるかと思いますが、ベビーサポーター、ベビーシッター、保育サポーターなどを上手に活用し出来るかぎりブランクをあけず仕事を続けていただきたいものです。午前中とか短時間の勤務でも結構です。仕事からあまり遠のいてしまうと自信も無くしてしまいます。現在歯科衛生士の就労年数の短いのがとても残念です。若さばかりが強調されますが、30才過ぎのベテランの有能な歯科衛生士はチーフに最適の人材です。仕事上においても新人の指導、接客が上手等、どれをとっても長所は多いのです。院長もこの有能な人材を宝の持ち腐れにせず有効活用して自由診療の拡大に結びつけねばなりません。

歯科衛生士は未来に大きく飛躍できる職業です。試験に合格すればケア・マネージャーの資格を合わせ持つことが出来ます。又高齢化社会に向かってホームヘルパーも取得すると訪問診療等にもプラスになると思われます。一医院での歯科医療上の小さな仕事と狭く捉えず、その仕事の持つ社会的使命を考え、諸外国の歯科衛生士との交流等を通じて視野を広めて、わが国の歯科医療のスペッシャリストとして活躍されることを望んでやみません。

その二　歯科助手

現場で活躍する歯科助手

歯科衛生士とともに可愛いユニフォームで歯科医師のかたわらでライティングしたり、バキューム、排唾管で口腔内の清掃、基本セットの準備、ワッテ、ロールワッテの補充、チェアアシスト等をしている女性が歯科助手です。歯科衛生士と非常によく似た仕事を担当しておりますが、大きく異なる点は、歯科衛生士は専門学校で2年間勉強し国家試験に合格した人です。仕事内容は歯科医師の指示で口腔内の診療補助行為（限られた範囲で）が出来ます。それに比較して歯科助手はあくまでも診療がスムーズに行くようにお手伝いするという役割分担をしています。患者さんから見ると、歯科衛生士、歯科助手同じように見えますが、同じようにアシストしていてもこのように

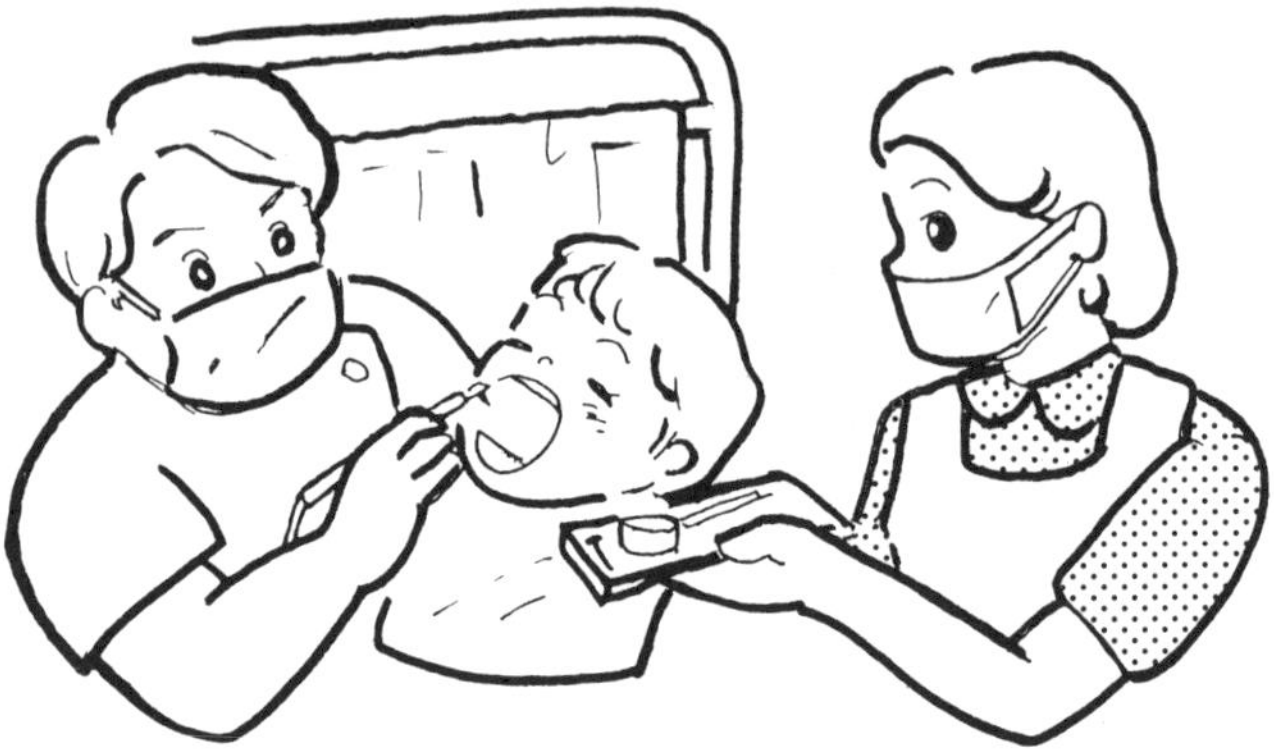

違うのです。歯科助手の方が仕事の受付範囲が広くこまごまと多忙です。常にいつ、どのような患者さんが来院されても受け入れる準備を整えておかなければなりません。常に必要な器具がすぐに取り出せるようにしていなければいけません。器具の滅菌、消毒、薬品の補充、エプロン、タオルの洗浄、デンタル・シャーカステンの準備、備品の補充、ゴミ出し等と多忙です。もちろん歯科衛生士と共同で行いますが、歯科衛生士が患者さんのスケーリングを行ったりしている時は院長のチェアアシストを行います。患者さんひとりひとりが診療を終了するごとに、器具の洗浄、滅菌、消毒をして次の患者さんの診療準備等をしなければなりません。常に臨機応変に機敏に動

かねば診療がスムーズにゆかないのです。ですから、慣れないうちはかなり疲れます。こういった事情が背景にあるせいか、高校卒業したてくらいの若い女性がほとんどです。

歯科助手の勤務形態・待遇

勤務先はほとんどと言ってよい位開業歯科医院が多いです。勤務形態は二交替制でローティション勤務が一般的です。

歯科助手の待遇…賃金は常勤で16万〜

昇給、ボーナス、有給休暇、交通費、皆勤手当て等は各医院によりまちまちです。

パート、アルバイトでは、時間給が800〜900円位といったところです。

年齢は35才位までというところが多いようです。

ある歯科医院の求人広告の一例を示します。

一般的なものを掲載してみましたが、各歯科医院によって、また常勤かアルバイト、パートかなどにより違ってきます。

歯科助手募集	
子供好きなあなた	
通勤便利なところです。	
資格	18～35才まで
給与＝	17万以上
勤務	9：00～13：00
	14：00～17：30
	17：30～20：30
	(土)は午前中のみ
	上記内でローテンション制
休日	週休2日制(日＋祝＋他1)
待遇	昇1・賞2
	退職金制度有
	雇用・労災各種保健完備
	夏期休暇有
	制服貸与
	交通費支給
応募	お電話の上履歴書ご持参下さい。
	TEL　○○○○
	○○○歯科医院

専門知識を身につけよう！

歯科助手については特に資格は問われませんが、日本歯科医師会主催で行われる歯科助手講習会に参加すると広い範囲で知識が身につき、他の歯科医院の情報もわかり仕事上大いに役立つと思います。民間にも歯科助手が通信制で学べるところはありますが、多くの歯科助手が集まる日本歯科医師会主催の講習の方が講師（主に開業歯科医師）の話を直に聞くことが出来参考になります。また、多くの参加者が集まりますので活気があります。講習を受けるだけでなく日々の仕事を早く習得し、院長の細かい指示がなくても治療の流れを読み取り、すぐに対応できるように積極的に仕事に取り組む頑張りもこれからは要求されます。歯科衛生士から学べるところは学びとるという向上心を持ち、歯科衛生士と同等の立場で意見を述べれるようなポジションを確立し、院長に信頼されるように日々努力することが大切です。歯科衛生士だから主任になれるとは決して決まっていないんです。要は今後のあなたの努力次第です。しかし現実は往々にして少し仕事が慣れた頃に退職する人が目立ちます。これでは折角知識や技術をマスターしても、自分の努力も歯科医院の教示した時間も無駄になってしまいます。こういう人は歯科医院にとってとても迷惑なのです。「歯科助手」という肩書のある仕事ですから安易な考えで勤務して欲しくないのです。

専門職のひとつであるという位の気構えで現場に立って欲しいのです。安易な気持ちで辞めるということは、一生懸命歯科助手の仕事を勤めている全国の仲間の足を引っ張ることであり院長自身が歯科助手を見る場合にも見下してしまう悪い方向へ立場を追いやってしまいます。

これからの歯科助手 ―― その心構え ――

歯科助手に関して、筆者が今まで見聞してきた事実を総合しますと、どうも歯科助手自身が腰掛け的な気持ちで働いておられるケースが結構多いように思います。多くは主婦の方ですが、午前中しか勤務できないとか夜間の欠員のピンチヒッターの勤務を拒むなど自らパート、アルバイトで良いと言った姿勢が見受けられます。勿論、一生懸命頑張っておられる歯科助手も多数おられますが……確かに国家資格でもなし、まったくの素人が仕事を教えてもらいながらでも習得出来る業務ですからそうなってしまうのかもしれませんが、前にも述べましたようにこれからは専門職の一つと言うくらいの真摯な前向きの気持ちで取り組んで欲しいのです。個人個人の能力、仕事に対する責任感、真面目さでチーフに抜擢されることも少なくありません。そうなれば待遇も当然向上します。歯科助手の社会的地位の確立は、歯科助手自らのそうした努力の積み重ねに負うところが大きいのです。

たとえば、勤務されている歯科医院にはダイレクトメールであちこちの出版社団体等からの研修会の案内がきていると思います。院長それぞれの考えもあろうかと思いますが、出来るかぎり参加させてもらいましょう。普段真面目に仕事に取り組んでいる歯科助手でしたら、院長が「○○さん、こんな研修会があるけど参加してみませんか？」と声を掛けてくれるかもしれません。『どうせすぐ退職するから無駄になるに決まっている』と院長に思わせないで下さい。

院長から、研修会、講演会の出席を促されたら是非参加して知識を身につけて、仕事に反映させたいものです。

歯科助手は歯科衛生士とともに高齢化社会では幅広く活躍する場を持っております。訪問歯科検診、指導等の直接医療行為は出来ませんが、患者さんに義歯の取り扱い方の説明とか、診療する歯科医師のアシスト（乳幼児検診のアシスト等）等さまざまな仕事があります。結婚後もパート、アルバイトで勤務される人も多く、決して若くなければダメだということはありません。むしろ、独身時代に培った技能をフルに生かし、一旦家庭に入っても早い時期に復職する位の気力を持って欲しいのです。乳幼児のいる人だと、乳幼児の患者の扱いも上手といった仕事上のプラス面も考えられます。

日々歯科医療が変遷していく中で、歯科助手の研修機会は限られているかもしれませんが、自分なりに勉強し研修会にもどんどん出席して技術を習得し、病院、医院になくてはならない存在に自らを高めてください。

その三　歯科医院の窓口医療秘書

患者さんが医院のドアを開けた時に真先に眼を合わす医院のスタッフは窓口の受付のスタッフです。笑顔で「どうされましたか?」と尋ねられると、なんとなくホッとした気分になります。まさに医院の顔なのです。少々時間待ちをしていても「お待たせして申し訳ございません」と言われれば、そんなに気にならないものです。

医療秘書の役割

患者さんの誘導、来院された患者さんのカルテの準備、整理整頓、電話の応対、院長への伝言、連絡事務等幅広い仕事があります。日本に「医療秘書」という職業が導入されたのは15～20年前位です。アメリカ社会では社会的地位が確立されていて安定しておりますが、日本では事務系職員に分類されています。歯科医院では医療保険請求事務、患者さんとの金銭の授受、新患者さんのカルテ作成、来院されている患者さんのカルテの受渡し、電話応対、患者さんのアポイント整理、情報収集、院長への連絡、文書作成(院内文書、院外文書を問わず)等いろいろな業務があります。座っていて楽そうに見えますが、大変気配りと迅速に物事を判断する能力が求められます。

医療秘書の適性

○職務上知り得た事を守れるか
○正確な判断を素早く出来るか
○何事にも冷静な対処が出来るか
○物事の常識(社会的な常識を含めて)があるか
○専門知識を学ぼうとする向上心があるか
○来客にはいつも笑顔で応対出来るか
○広い範囲で気配りが出来るか

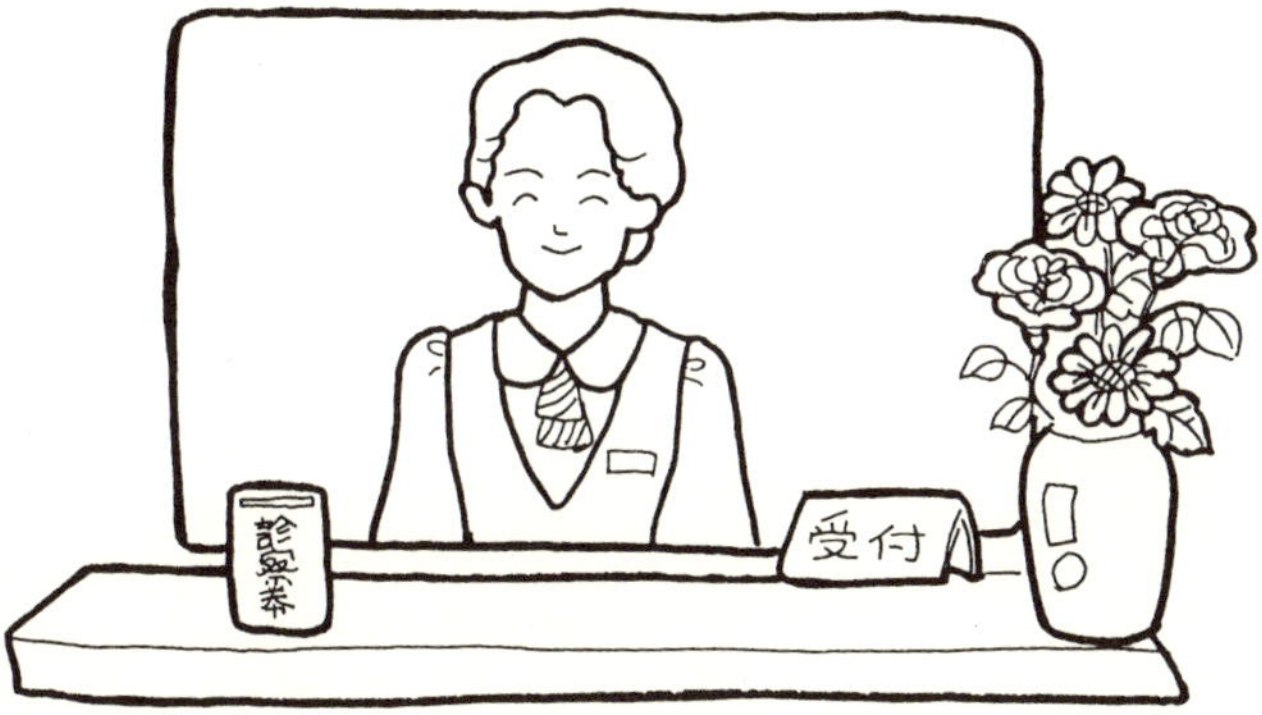

すべてクリアーということは難しいと思いますが、いつもこの適性度を念頭においてひとつでも多く合格出来るように努めてください。目立たない仕事ですがその医院にとって大切な仕事の一つです。

専門知識を身につけよう

医療秘書は公的な資格はありません。民間の医療秘書講習もしくは日本歯科医師会が年一回行っている医療秘書の講習を受けるとよいでしょう。歯科医院への就職希望なら両方受講されることをお勧めします。歯科医師会の方は日数も短く常識的な内容ですが最低限の必要な知識は身につけられます。歯科の医療事務は民間の歯科医療事務の講習を受講されますと、患者さんからの料金説明の要望等にも対応出来るようになります。医療秘書の仕事は一見華やかそうなところもありますが、大部分は縁の下の力持ち的な地味な仕事です。それだけに結婚、出産で仕事にピリオドを打ってしまう人が多いのですが、これからの女性は社会参加の意識を持って出来るだけ長く続けて欲しいものです。そうすれば日常業務の中で新たなことにも興味が湧いてきて、パソコンの習得、簿記経理、税務への関心等、仕事の範囲を超えて自分自身にプラスになるような広い世界が展開してきます。若いうちに多くの知識を意欲的に摂取して、その医院での歯科医療のお仕事に欠かせない人材に育ってほしいものです。

歯科技工物製作の
エキスパート『歯科技工士』

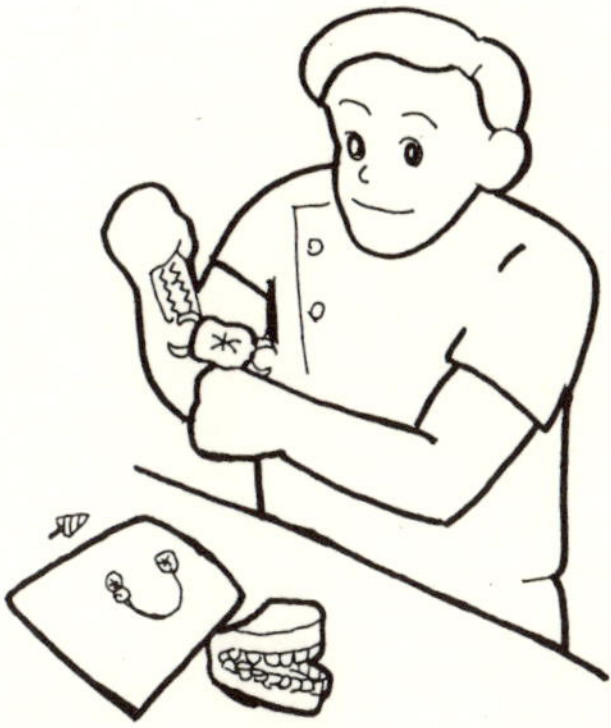

多くの歯科医院、病院（口腔外科）を陰で支えているのが歯科技工士です。昭和30年に歯科技工法が制定され国家資格になり、歯科技工士資格取得者は全国で約4万人位と言われております。平成6年に歯科技工士法と改称され現在に至っていますが、以前はほとんど歯科医師が修復物等を製作しており、『歯科技工士』の資格もなく歯科医師の助手という形のようでした。

医療現場では、多くの歯科技工士が活躍しておりますが（院内ラボであっても患者さんとの接触はほとんどないくらい陰の存在ですが）、その役割は、どんな名医に治療してもらっても最後の修復物や義歯がぴったりしないと台無しと言っていいくらい大切な仕事です。このように重要な役割を受け持つ歯科技工士について述べてみたいと思います。

どのような仕事でも、チームワークのよさが一番大切ですが特に歯科医療においては歯科医師と歯科技工士は最良のパートナーでなければ患者さんに100％近い満足をして頂ける治療はできません。このように重要な役割を受け持つ歯科技工士ですが、歯科医療の現場では本当に目立たない存在です。スタッフの中でも一番大切なポジションを占めているといっても過言ではありません。

歯科医院経営を左右するといってもオーバーな表現とは言えません。ここで改めて書かせて頂いたのは一般的なことで今更とお思いでしょうが、原点に帰りスタッフの皆さんに再確認をして頂き院長ともに歯科医療の向上を目指していただきたいものとおもっている次第です。

歯科技工士とは?

患者さんの歯や口腔に合わせて修復物や義歯、歯並びをよくする矯正装置等を製作しております。材料は金属、プラスチック、セラミック、チタンを使い自然な感触、耐久性、審美性などを考慮して患者さんに満足して頂けるように日夜努力しております。大部分の歯科技工士はラボラトリー（技工所）に所属しており、病院、歯科医院からの依頼を受けて仕事をしております。歯科医院（院内ラボ）で歯科医師と共同で仕事をしている人もいますが全体

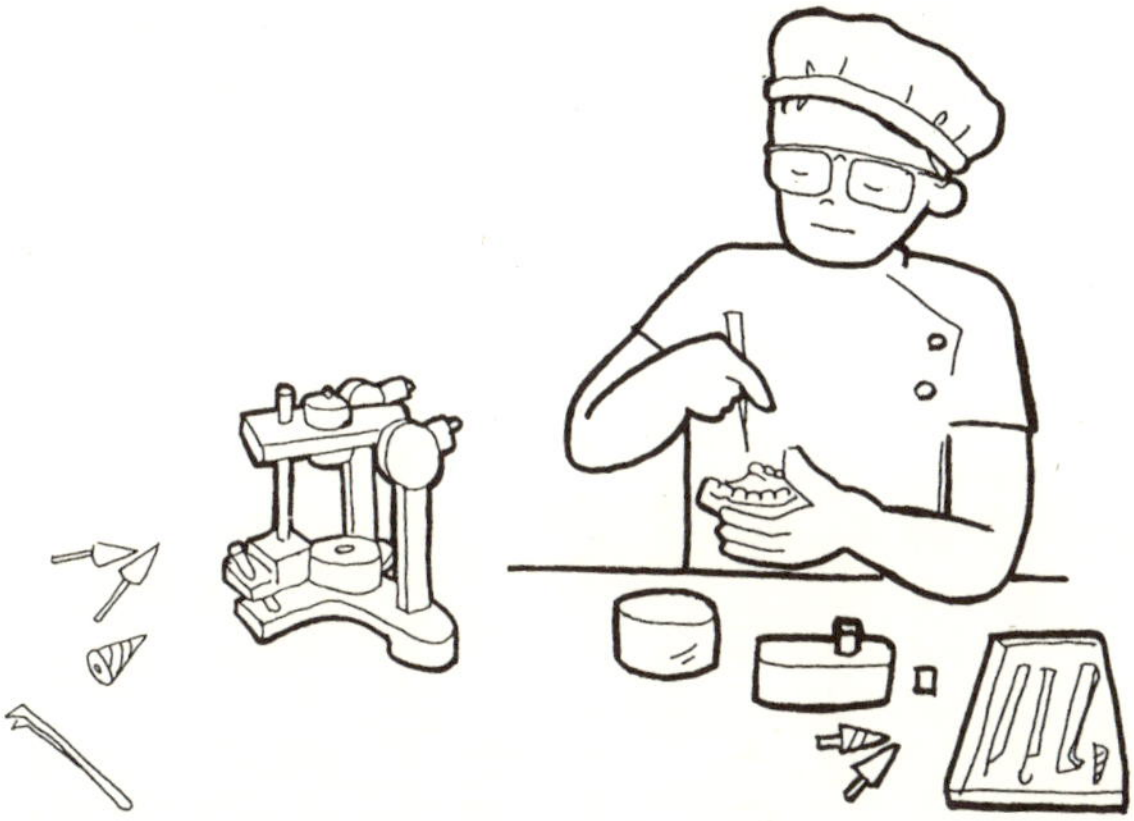

から見れば少数です。このように歯科医療の大切な役割を果たしている歯科技工士ですが患者さんと親しくなる機会が滅多にない仕事なのです。

歯科技工士の重要性

人間は本来『美味しいもの』を食べたいという欲求を持っております。しかし一本でも歯が悪くなれば不愉快で『食欲』も減退します。歯科医院に行き治療してもらい、修復物や義歯のお陰で再び『快適に楽しく』『美しく』食事を出来るのは、歯科医師はもちろんですが、歯科技工士の役割に負うところが大変大きいのです。誰もが幼少の頃から修復物のお世話になり、中高年からは部分義歯、総義歯と、私たち患者のライフスタイルの変遷に切っても切れないくらいに歯科技工士の存在は係わっているのです。しかし患者さんはご自分の修復物や義歯がどこで、どのように製作されているのかわかりません。歯科医師に「次は××日にお越しください」と言われ、その予定日に行けば、詰めたりかぶせたりしてくれるものですから、まったくその修復物や義歯についての経路に関心を持たないのが大部分です。歯科医院に勤務しているスタッフの人達でさえ、技工所のセールスマンが持参してくる製作物を事務的に受け取る位しか関わりがないと思います。このようにほとんど表舞台に登場しない歯科技工士ですが、これからの高齢化社会の到来で修復物、義歯への需要が増加するとともにその存在価値の上昇は目に見えています。わが国も世界の長寿国の仲間入りをしました。平均寿命は女性82・51歳、男性76・25歳です。この長寿を支えているのが健康の基本である『噛む』という動作であり、それを補完しているのが義歯です。80歳で20本の歯を残そうという8020運動が提唱されていますが現実は4〜5本といったところです。そしてその不足分を歯科技工士が製作する義歯及び総義歯が補っているのです。このように述べてみると如何に歯科技工士の役割が大切か実感していただけると思います。本当に患者さんとは一生を通じてのお付き合いになるでしょう。

では、どうすれば歯科技術専門職である歯科技工士になることが出来るのでしょうか。

歯科技工士になるためには

高校卒業後、昼間であれば2年間、夜間であれば3年間養成学校へ行って専門的な講義、実習を勉強しなければなりません。その後、国家試験に合格して初めて歯科技工士の道が開けます。平成12年現在では全国に72の専門養成学校があります。一昔前までは男性の職業と思われ勝ちでしたが、近年女性の進出が目覚ましいものとなり、生徒の男女比率が6対4位の学校が多いようです。男女問わず手先が器用で地道に物事を進めてゆく性格の人には最適な仕事と言えるかもしれません。最近の傾向として大学、短大卒業後の人や社会人の希望者も多いようです。将来性のある専門職とみなされている証拠です。費用は各学校により、また自宅通学か否かといった外的な条件の違いで変わってきますが、学校への初年度の納付金だけでおよそ2百数万円が必要です。

歯科技工士の卒業後の進路 ―― 就職先

①歯科技工所　卒業生の大部分は技工所に勤務します。

「歯科技工士」と言っても大部分の資格がそうですが、なりたてはヒヨコのようなものです。あらゆる専門技術、知識を身につけ初めて一人前の「○○国家資格取得者」と胸を張って言えるのです。歯科技工士も同様に技工所で技術と知識を磨かねばなりません。個人差はありますが、仕事に自信を持てるようになるにはおおよそ4～6年は覚悟しなければなりません。歯科技工士として一人前に評価され立派な製作物を作る人として信頼をかち得て、その先の次の段階で歯科技工所の経営を目指して進んで行くには、他の商売とまったく同じで製作物を売り込んで固定客を獲得してゆくセールス能力と、安定した利益を確保してゆく経営のバランス感覚が必要と成ってきます。限りない努力が要求されます。

②歯科医院（院内ラボ）

歯科医院に勤務してその医院の患者さんの修復物、総義歯、義歯を歯科医師と共同で製作に当たります。ペアでする仕事だけに歯科医師との仕事上の相性が大切となります。待遇、勤務時間などの勤務条件は歯科医院によって異なってまいります。よく調べてください。

③歯科大学付属病院、総合病院（口腔外科）

これらの大病院には設備の整った技工室があります。一般の歯科医院で治療が難しい患者さんが歯科医師の紹介で来院される場合も多く、場合によっては特殊な処置が必要となります。したがって高度な技術と知識が求められます。

④歯科器材メーカー――歯科材料関係企業

ここでは「歯科技工士」として得た知識と技術を生かして器材の開発、研究に携わりより優れた歯科器材・製品づくりに貢献します。最先端の情報収集、高度で最新の技術力が求められる研究職です。

⑤教育機関

今まで培った技術、知識を「歯科技工士」を目指して入学してくる多くの学生に熱意と情熱を持って教える教師になる歯科技工士もいます。人を教える事が好きで根気があるといった適性が必要です。苦労も多いのでしょうが卒業生の成長ぶりが楽しみと言われる先生もおられます。

歯科技工士Aさんの一日

AM 9：00　営業社員を含めてミーティング（15～20分）

AM 9：30　仕事開始。ピース、トリマーなどからの切削音、超音波洗浄器などの音が一斉に流れだし活気が漲る。歯科医師からの指示書に目を通す人、修復物（インプラント、インレー、ブリッジ、クラウン）を製作する人、義歯や矯正装置をつくる人。様々な仕事をする人の中でAさんも与えられた仕事に余念がありません。

AM11：30　営業の社員が得意先である病院、歯科医院から依頼された仕事を持って帰って来ます。早速歯科医師からの技工指示書に目を通し疑問点や不明点を、依頼した歯科医師に連絡を取り確認、指示どおり正確に製作出来るように注意を払う。

AM12：00　休憩

PM 1：00　仕事再開。予定されていた病院、歯科医院の納入物の最終チェックを行う。

PM 2：00　営業社員が依頼された製作物を病院、歯科医院に納入する。歯科医師から問い合わせの電話が入ることもあるので、製作物の工程表を手近に置き説明がスムーズに出来るように心掛けることが肝要です。

PM 4：00　営業社員が持ち帰った仕事内容を点検して今日出来る下準備の仕事はしておく。

PM 5：00　仕事終了。

以上はあくまでも歯科技工士の一日の仕事の流れを概略的に描いてみたにすぎません。工程表はさまざまであり、一つの工程をクリアーするために必要な仕事量も違います。したがってタイムテーブルも一様ではありません。
特に、お盆、お正月前は仕事が殺到して所内はテンテコ舞いになるようです。

総義歯が患者さんに届くまで

歯科医院にラボラトリーのセールスマンが伺う。

1．歯科技工指示書の確認
（前準備＋作業模型調整）
2．入れ歯の土台づくり
（咬合床製作）
3．噛み合わせの確認
4．噛み合わせ位置の決定
（咬合器付着＋人工歯排列）
5．歯肉をつくる
（歯肉形成）
6．ろう義歯の仮あわせ

7．歯型をつくる
（埋没、流ろう＋レジン＋重合準備）
8．噛み合わせの調整
（咬合器再付着＋削合）
完成
完成までの実働時間は208分位かかります。
そして歯科医師により患者さんのお口に入ります。

参考文献　ご存知ですか、歯科技工士　社団法人日本歯科技工士会

その他

◇海外で活躍する日本人歯科技工士

現在諸外国で多くの日本人歯科技工士が活躍しています。日本の歯科技工士教育の水準の高さが世界的に認められている証拠です。教育システムの完璧さと真面目で努力家の諸先輩の地道な活動が、今日の日本人歯科技工士のステータスを築いたといっても過言ではありません。

◇日本歯科技工士会とその活動

社団法人として日本の歯科技工士有資格者によって組織されている唯一の全国組織です。昭和30年歯科技工法の制定と同時に創立されて以来、社会の求める歯科技工士の養成、健全なる歯科技工業界の育成等を目指して行政や関係諸団体と連携をとりながら、業界の諸問題の解決、発展に寄与していきます。

普段の活動は都道府県により様々ですが、どの地域でも技術の向上を目指して年3～4回研修会が開催されております。

以下は各地の活動状況の一例です。

○東京都では養護老人ホームで「義歯名入れ」をボランティアで行っております。

○大阪府では公益法人の社会的奉仕の一環として、昭和44年より特別養護老人ホームで「義歯作り」のボランティアを行っております。

○島根県松江市では「松江市健康まつり」の中の一活動として、市民から歯科技工業務についての相談、問い合わせを受けました。多数の相談が寄せられ歯の健康についてこれからの歯科医療のありかたについて大いに考えさせられたと参加された歯科技工士が感想を述べておられます。

○高知県では平成11年10月に「デンタルイン高知97」が開催され、学術文化講演、技工コンテスト等に多数参加しました。歯科技工業界の知名度のアップのための普及活動の一環です。

各地における活動は地道なものですが、そのお陰で患者さん達とのふれあいも少しずつ浸透してきつつあり、会の活動が歯の健康づくりに大いに役立っていることがだんだん理解されてきました。

日本歯科技工士会の会員は1万6千人位でまだまだ未加入の歯科技工士が多いのですが、是非会に入り学び研究する機会を得ていただきたいものです。日進月歩で進歩してゆく歯科医療業界です。多くの歯科技工士(海外で活躍する歯科技工士を含めて)の情報を見聞し、これからの歯科医療技術を歯科医師と手を携えてより良いものにしていただきたいものです。

(「こうすれば歯科技工士になれる」――日本歯科技工士会――より抜粋)

歯科医療の変遷

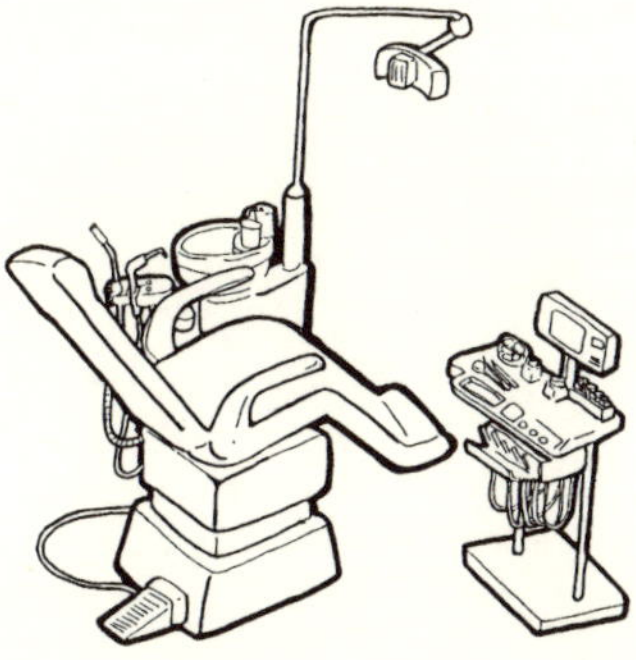

歯の歴史

近年、治療から予防へと目ざましく発展してきている歯科医療ですが、その歴史は古く、遠く九三八年に従五位上能登守源順の著した「倭石類聚抄」巻に『黒歯』という言葉が書かれております。当時はどういう目的だったのかはっきり判りませんが、「官位」を持った武将のステータスシンボルとして使われていたようです。戦国時代、桶狭間の戦いで武将今川義元は兜に香をたきお歯黒をしていたという話はあまりにも有名です。今でいう審美歯科も兼ねていたようです。時代は下り、江戸期においてはお歯黒（鉄漿）は既婚婦人のしるしとされ「二夫にまみえず」と言う意味合いもあったようです。虫歯予防の目的も持っていました。入れ歯についても一六七五年に没した柳生飛騨守宗冬の墓の瓶から、上下の総入れ歯が発見されたということです。古代人類の出現以来、いつの時代も『歯』は我々の文化と共存しながら、それなりの変遷を遂げてきたのです。

歯科医療のルーツ

歯科医療は中国、朝鮮から伝来した漢方医学が長い伝統を持っていましたが明治初期に西洋人医師により伝えられた洋方歯科医学が次第に勢力を伸ばし漢方医学は衰退していきました。現在、漢方治療を施されている先生はいらっしゃいますが、ごく少数です。漢方薬のうがい薬が歯周病に効果があるという記事を最近目にしましたが、大部分の先生は洋方歯科医学です。歯学でわが国で一番古い歴史を持つ東京歯科大学（明治23年開校）は当初から洋方歯科医学を教えていたということです。以来、歯科医学技術の向上をめざし、試行錯誤が重ねられ現在まで脈絡と受け継がれてきました。歯科医師の養成校（歯学部）も現在では全国で29校に広まりました。

次に歯科医師数を見てみましょう。

このグラフで明らかなように、歯科医師の数は昭和30年に比べて平成10年では約3倍に増えています。昭和30年頃と言えば、戦後まだ10年、国民はまだまだ生活に追われている状況でした。筆者の記憶では、家庭の水回りは水道と言っても水の出は今程の勢いもなく殺菌状態もそんなに良くなかったと

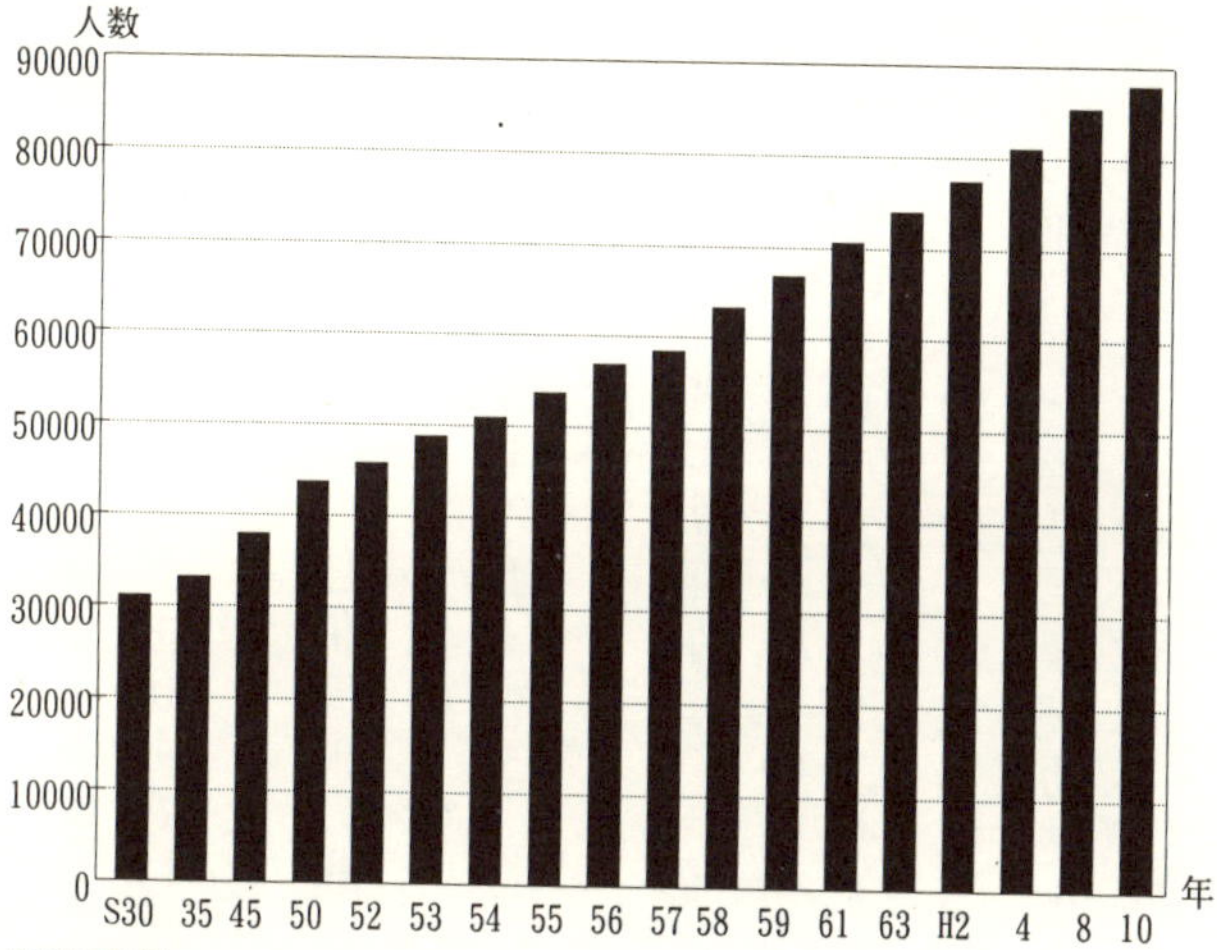

歯科医師数
厚生労働省大臣官房統計情報局　医師歯科薬剤師調査による。

思います。井戸水に頼る所も多く、勿論独立した洗面所も少なかったと思います。学校へ一緒に行く友人が井戸端で粉歯磨きで歯を磨いていた姿が彷彿と浮かんできます。やがて高度成長期の到来で歯科医業界も大きく様変わりするのですが、当時は誰もそんなことは思いませんでした。

歯科医業界の発展と現状

高度成長期の頃（一九七〇年代）はすべての産業が――と言っても過言でない程、めざましい発展を遂げました。「もはや戦後ではない」

と言う言葉に象徴されるように繁栄の時代でした。歯科医業界も大いにフットライトを浴びた時代とも言えます。それまでは歯医者さんは『お金持ち』という評価は余りありませんでした。ご子息が『歯医者さんになる』と、良い家柄の人という別なイメージはありましたが。それが高度成長期の豊かな経済、社会の中でいつしか国民の間では、「歯医者さんはお金持ち」のイメージが出来上がってしまったのです。ベンツの上得意は医者、歯医者さんと言われたのもこの時代です。そういった感覚が先行して『歯医者さんは食べていくに困らない商売』となってしまい、息子、娘もこの道で——と政治の社会の如く、二世歯科医師が多く見受けられるようになったのです。その頃は開業歯科医が子息子女を私立の歯科大学へ進学させる事は経済的にそんなに難しいことではなかったのでしょうか。今はそれ相当に腹をくくり、頑張らなければ苦しいのではと考えられる時代となりましたが（その意味では高度成長期以前に戻ったと言えるかもしれません）。冷静に考えてみると、高度成長期の現実そのものが徒花だったのではないかと思えるくらいです。

本来歯科医業界は地味なコツコツと進める手作業の仕事が多く、スタッフの役割は『縁の下の力持ち』の要素が強いのです。家を建てるための設計士と大工さんの組み合わせのような仕組みで医院の経営は成り立っています。労多く益が少ない――そういった職業がいつの間にか「金持ちになれる」、「金儲けが出来る」といった多少歪曲した考えで人々に見られるようになってしまったのです。もちろん歯科医師の中には、順調に利益をあげておられる開業歯科医師がいらっしゃる事は事実です。しかし多くの開業歯科医師が今や過当競争の時代を迎えて、生き残りの道を求めて苦戦を強いられている事も事実なのです。現在厚生労働省の調べによると、歯科診療所数は6万2千件、毎年2千5百件が開業し、約1千5百件が勇退、死亡他なんらかの事情で閉院しています。差し引くと毎年1千件位ずつ増加している勘定になります。それに引き替え、患者数は一九九六年から一九九九年にかけて130万人から115万人に減少しました。3年で15万人減少した結果、一開業歯科医院当たりの患者数は平均して20人に満たなくなりました。本当に苦しい時代に突入したと言えます。

では歯科医業界の未来はまったく暗いのかと言えば、そうとも言い切れな

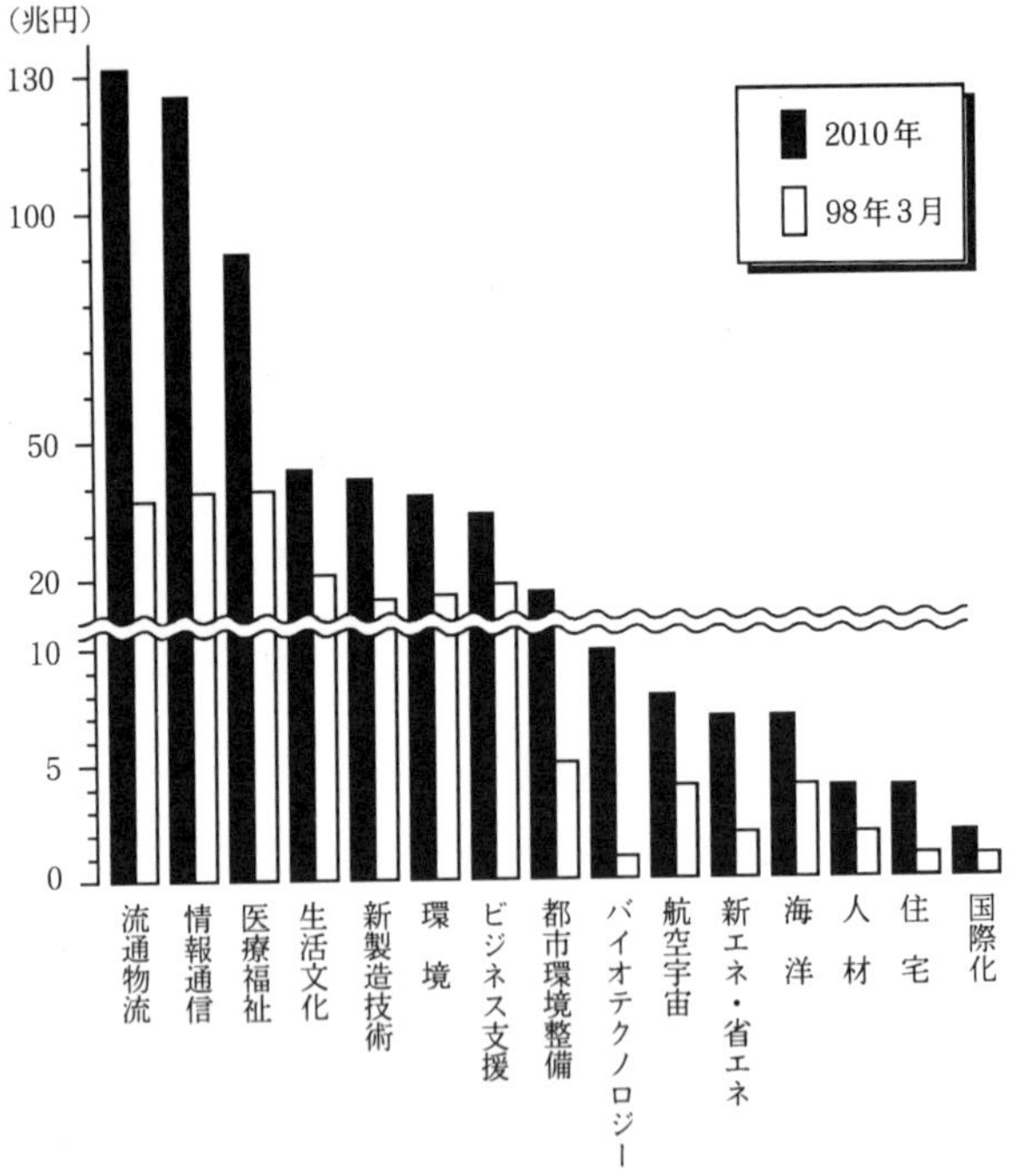

21世紀に成長が期待される15分野の産業の市場規模（通産省試算）

出所）「読売新聞」（1999年6月1日）

いのです。上のグラフをご覧ください。

　このグラフを見ると、医療福祉は第3番目に成長が期待される分野となっております。医療福祉全体についてですので、歯科医業界がそのうちどの位期待出来るのか、その割合は明確に読み取ることは出来ませんが、まだまだ希望が持てるという事なので

年齢階級別にみた診療所に従事する歯科医師数

	平成10年		平成8年		増加数（人）	増加率（%）
	医師数（人）	構成割合（%）	医師数（人）	構成割合（%）		
総数	74,126	100.0	72,680	100.0	1,446	2.0
29歳以下	3,986	5.4	4,783	6.6	△797	△16.7
30〜39歳	20,539	27.7	21,973	30.2	△1,434	△6.5
40〜49歳	23,975	32.3	23,083	31.8	892	3.9
50〜59歳	11,953	16.1	9,247	12.7	2,706	29.3
60〜69歳	6,949	9.4	7,302	10.0	△353	△4.8
70〜79歳	5,062	6.8	4,596	6.3	466	10.1
80歳以上	1,662	2.2	1,696	2.3	△34	△2.0
（再）70歳以上	6,724	9.1	6,292	8.7	432	6.9
平均年齢	47.6		46,9			

各年12月31日現在

す。

次に診療所に従事する歯科医師数を年齢階級別に見てみましょう。

この表から判りますように、歯科医師総数7万4千126人中

1位は40〜49歳代で2万3千975人
32.3%

2位は30〜39歳代で2万539人
27.7%

3位は50〜59歳代で1万1千953人
16.1%

となっています。平均は47.6歳で平成8年時の46.9歳を上回ってきています。また平成10年では

70〜79歳で　5,062人、

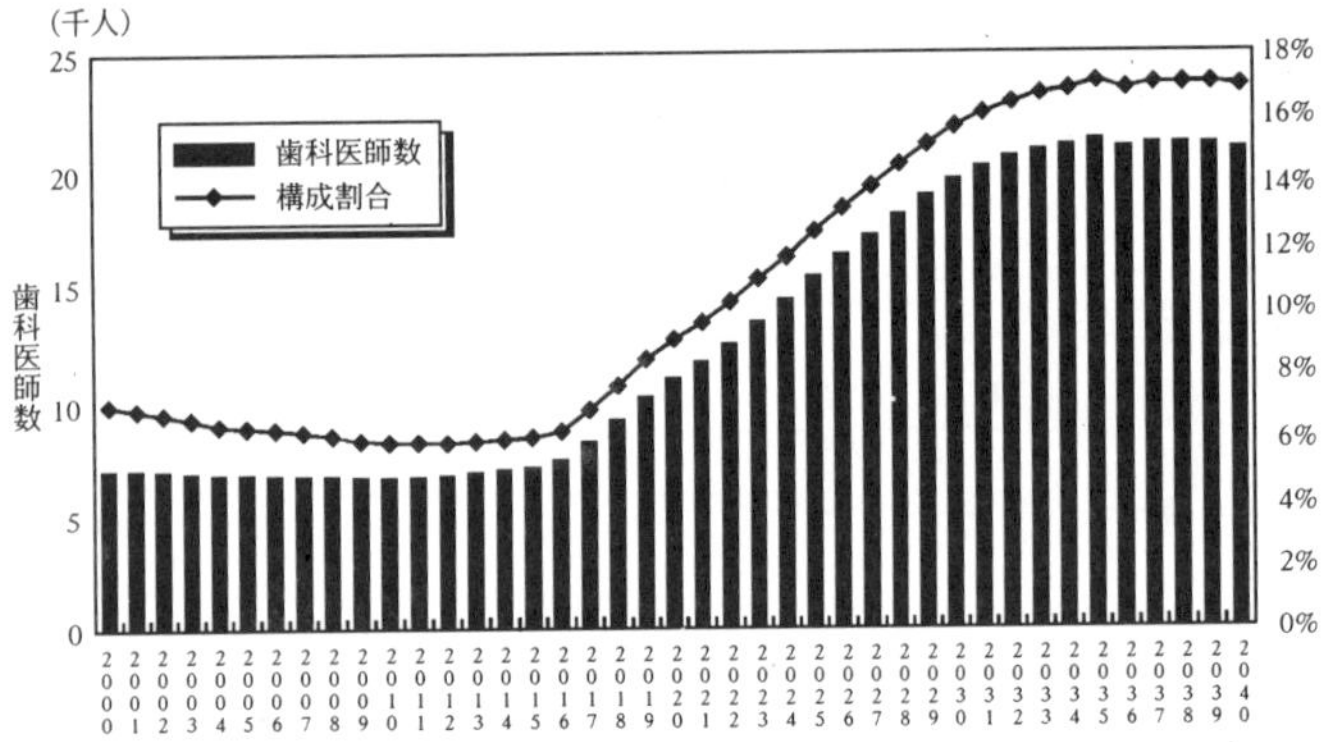

70歳以上の稼働歯科医師の推移（推計）

出所）平成10年厚生省「歯科医師の需給に関する検討会」資料

80歳以上で　　　1,662人

両方合算すると6,724人の一般の会社では考えられない高齢者が診療所に従事している実態が明らかです。その詳細事由は定かではありませんが（たとえば二世歯科医師のアドバイザー的な存在など）、実際に患者さんを診察しておられるのでしょうか？内科医師のような問診、診察、投薬といったパターンと異なって歯科医師は緻密な作業を求められる仕事であり、また日進月歩の歯科医学界でありその勉強には気力、体力ともに必要な点を考えれば、ある程度の年齢で勇退していただきたいと思うのは患者側でもある筆者だけではないと思います。どんな優秀な歯科医師であっても年齢による衰えは避けられないものです。

前頁のグラフを見ると診療所の増加にともない、高齢者の歯科医師の従事が目立ちます。高齢者の歯科医師増加の背景はなんでしょうか。考えうる要因をさぐってみました。

①生き甲斐のある人生を送りたい。社会に貢献しているという自負を何時までも持っていたい。

②何らかの理由で勇退できない。借入金の返済が終わらない等。

③二世歯科医師（子息、子女）にまだまだ任せておけない。

④その他

しかし、メリット、デメリットを考えた場合、デメリットの方が多いと考えられます。
①の場合であれば、別のなんらかの形で（後輩の指導に当たるとか）社会に貢献できる方法を見いだすと良いと思います。
②の場合は、長期的な計画性を持って診療に従事しておれば、このような事態は考えられません。取り組む姿勢に問題があったと言わざるを得ませ

ん。

③の場合は、昔気質の院長に多いのですが、自分が自分がの気持ちの強い人です。しかしこれではいつまでたっても子息、子女の二世歯科医師は成長しません。突き放すことも立派な愛情です。仮に自分がどうかなっても社会的にしっかり生き抜いていかなければいけないのですから、『可愛い子には旅をさせよ』の心境で見守って頂きたいものです。

次代を担う歯科医師に！

年齢階級別順位では第2位となっている30～39歳の歯科医師はこれからの歯科医療界で中心的役割が期待されます。これまでの歯科医療の技術、制度の優れた面を継承するだけでなく、さらに新しい歯科医療技術、制度をプラスしていって欲しいものです。歯科医院経営も従来ありがちだった漫然とした診療、経営から脱皮した思い切った発想転換が必要となってくるでしょう。

将来的には歯科医療が進歩し、患者さんの歯に対する意識が高まると（少子化傾向では尚更）予防に重点を置くためにカリエスも早い段階で治療してしまうことになります。そうなってしまうと抜髄、クラウンといった従来の処置がなくなり、点数にも響いてきます。その為にはそれに替わる点数アップの方法を見いださねばなりません。年齢層別に見た場合、治療の重点は次のようになると思います。

○幼児、子供等——予防、カリエスの早期発見と治療
○子供、若年層——カリエスの早期発見と治療、歯列矯正、審美性を重点にした治療
○中年層——歯周病の予防と治療、審美性治療
○高年層——義歯、補綴物の作製

特に中年層に対しては身体全体からくる「生活習慣病」も大きな影響を及ぼしてきますので、今後はこの方面を併せ持った歯のケアが必要になってきます。内科医、整形外科医その他の科の先生との連携したトータルケアの治療がますます大切な時代になってゆくでしょう。

そうした意味合いも含めるとこれからの方向としては「かかりつけ歯科医」

の推進が望ましいのではないでしょうか。確かに手間がかかりますが、患者さんから見ると「自分の歯を安心して任せて診察してもらえる」という気分になり、いわばホームドクターと言えます。開業歯科医院にとっても初診料270点、再診料40点は魅力です。その上固定客の増加ということで安定した収入に結びつきます。検診⇩予防⇩治療 このサイクルを半年に一回、少なくとも一年に一回のペースで守って来院していただければ、その方は歯科医院にとって理想的な患者さんです。歯科医さんの方でも継続的な診断を通して患者さんの『歯』からの健康づくりに大いに寄与することが出来ます。

次に診療諸率の伸び率と受診率を見てみましょう。

次頁の表から推察しますと、患者さんが減少して収入が大幅にダウンしたとよく耳にしますが、確かに一時期よりは1人当たりの医療費は減少し、また受診率も減少していますが、大幅とまではいってないように思います。少子化が叫ばれていますが、一方で長寿となり高齢化時代でもあるわけですから、患者さんそのものは大変動で激減しているわけではありません。

医療保険計の種類別の診療処率の伸び率（対前年同期比）

1人当たり医療費（単位：%）

		計	診療費				調剤	食事療養	施設療養	訪問看護
			計	入院	入院外	歯科				
8年度計		5.6	5.0	5.8	4.0	7.0	13.6	▲0.1	28.5	87.1
9年度計		1.2	▲0.0	2.1	▲1.5	▲1.3	15.5	▲0.7	25.3	47.3
年度	計	2.3	0.8	3.0	▲0.8	▲0.2	18.2	▲0.4	21.0	33.7
	4月〜8月	0.4	▲1.0	2.2	▲3.4	▲2.0	14.0	▲0.8	22.6	32.5
	9月〜3月	3.7	2.2	3.6	1.1	1.1	20.9	▲0.1	20.0	34.4
年度	計	3.5	1.9	2.5	1.6	0.4	20.8	0.1	14.6	32.6
	4月〜6月	3.0	1.2	2.1	0.8	▲0.4	21.8	▲0.2	17.9	36.1
	7月〜3月	3.7	2.1	2.6	1.9	0.7	20.5	0.2	13.7	31.7
12年度	4月〜6月	▲0.9	0.9	0.4	1.5	0.7	17.5	▲7.0	▲99.8	▲73.0
	7月	▲2.9	▲1.0	▲0.6	▲1.4	▲1.1	13.4	▲7.0	▲99.9	▲73.5
	8月	▲0.6	1.3	0.7	1.9	0.8	19.6	▲7.1	▲100.1	▲72.3
	9月	▲2.0	▲0.1	▲0.8	0.3	0.6	17.1	▲7.6	▲100.0	▲73.0

受診率（単位：%）

		計	診療費				調剤	食事療養	施設療養	訪問看護
			計	入院	入院外	歯科				
8年度計		2.9	2.8	1.1	2.8	2.9	14.2	1.0	36.3	67.3
9年度計		▲0.2	▲0.3	▲0.5	▲0.2	▲0.8	14.5	▲0.6	28.1	44.6
年度	計	2.3	2.2	1.5	2.7	▲0.2	20.6	1.5	21.7	33.2
	4月〜8月	0.6	0.4	0.7	0.8	▲1.2	18.8	0.6	23.3	33.4
	9月〜3月	3.6	3.5	2.2	4.1	0.6	21.7	2.1	20.6	33.1
年度	計	1.0	0.9	0.1	1.0	0.2	13.5	0.8	15.4	27.0
	4月〜6月	0.9	0.8	0.2	1.1	▲0.2	15.0	0.0	19.0	30.4
	7月〜3月	1.0	0.9	0.0	1.0	0.3	13.0	1.0	14.4	26.0
12年度	4月〜6月	2.3	2.9	▲2.7	3.5	0.7	15.4	▲3.0	▲99.7	▲75.4
	7月	1.0	1.5	▲2.9	2.1	▲0.3	13.8	▲5.0	▲99.8	▲75.3
	8月	1.7	2.3	▲2.8	2.9	0.6	14.9	▲4.7	▲100.1	▲75.4
	9月	1.7	2.3	▲3.7	2.8	0.8	15.3	▲5.7	▲99.9	▲75.8

（注） 1.「計」の件数・日数には、「調剤」及び「食事療養」の件数・日数（「調剤」では処方箋受付回数）を含まない。

2.「1人当たり医療費」、「受診率」は、各制度の人数に係わる統計が確定数に置き換わることにより、以前公表した数値と異なることがある。

平成12年9月号　厚生省保険局調査課

生き残る為の努力を！

どんな時代にあっても収益をあげている歯科医院は存在します。どこが違うのか？

一、経営手腕、オーナーとしての理念
一、技術の確かさ
一、サービス業に徹する柔軟な経営姿勢
一、行動力

等が挙げられます。収入の伸び悩み、減少傾向にある歯科医院はこうした点をもう一度見直し、チェックの必要があります。景気が悪いからと時勢のせいにしてはいけません。身体の『痛み』は非常に不愉快なものです。ある程度我慢しても、やっぱり私たちは安心出来る病院のお世話になってしまいます。景気がどうので医者に行くのを我慢する人はごく稀でしょう。歯についてもまったく同じです。時勢の趨勢に関係なく患者さんは身近に信頼できる歯科医院があって欲しいのです。不透明な時代には一層きめ細かく患者さんの心理を掴んだ歯科医院経営を心掛けて欲しいものです。

歯科診療報酬の引き上げ率の変遷

次に歯科診療報酬の引き上げ率を見てみましょう。

表で明らかなようにアップ率は昭和53年までは二桁台を示してきましたが平成になってからは2％前後になっています。歯科医療報酬の伸び悩み、歯科医師の増加、診療設備諸物価の高騰等、歯科経営をとりまく環境は苦しくなるばかりです。

歯科診療報酬引き上げ率の移推

年　月	引き上げ率
昭和33年10月1日	8.5%
昭和42年12月1日	12.5%
昭和45年　2月1日	9.7%
昭和47年　2月1日	13.7%
昭和49年10月1日	16.2%
昭和53年　2月1日	12.7%
昭和56年　6月1日	5.9%
平成2年　4月1日	1.4%
平成4年　4月1日	2.7%
平成6年　4月1日	2.3%
平成8年　4月1日	2.2%
平成10年　4月1日	1.5%
平成12年　4月1日	2.0%

※注：33年数値は歯科医業を含む総診療報酬の率です

理想的な歯科医療制度とは？

まず患者さん自身に「自分の歯は自分で守る」という認識を持ってもらいましょう。それには患者さんの「知る権利」「自己決定権」等を尊重し出来る限りの情報開示を図らなければなりません。また歯科医師側もインフォームドコンセントの充実を図らねばなりません。

「自己管理意識の高い患者」「歯科医師による満

診療報酬改訂の経緯

改訂年月日	改訂率等
昭和　年　月　日	
33. 10. 1	総医療費で8.5%引上げ
36. 7. 1	総医療費で12.5%引上げ
36. 12. 1	総医療費で2.3%引上げ
38. 9. 1	総医療費で3.7%引上げ
40. 1. 1	総医療費で8.5%引上げ
40. 11. 1	総医療費で4.5%の薬価引下げを行い、このうち約3%を医師の技術料にふりかえた。
42. 12. 1	医科7.68%、歯科12.65%の引上げ
45. 2. 1	医科8.77%、歯科9.73%の引上げ、なお、45年7月1日から医科を更に0.97%引上げ
47. 2. 1	医科13.70%、歯科13.70%、薬局6.54%引上げ
49. 2. 1	医科19.0%、歯科19.9%、薬局8.5%引上げ
49. 10. 1	医科16.0%、歯科16.2%、薬局6.6%引上げ
51. 4. 1	医科9.0%、薬局4.9%引上げ
51. 8. 1	歯科9.6%引上げ
53. 2. 1	医科11.5%、歯科12.7%、薬局5.6%、平均11.6%の引上げ
56. 6. 1	医科8.4%、歯科5.9%、薬局3.8%、平均8.1%の引上げ
58. 2. 1	一般平均0.3%［老人保健法の施行に伴う微調整］
59. 3. 1	医科3.0%、歯科1.1%、薬局1.0%、平均2.8%の引上げ
60. 3. 1	医科3.5%、歯科2.5%、薬局0.2%、平均3.3%の引上げ
61. 4. 1	医科2.5%、歯科1.5%、薬局0.8%、平均2.3%の引上げ
63. 4. 1	医科3.8%、歯科1.7%、平均3.4%の引上げ
63. 6. 1	歯科1.0%引上げ
平成元年 4. 1	消費税の導入に伴い、0.11%の引上げ(1か月分程度の在庫を勘案して調整後)
2. 4. 1	医科4.0%、歯科1.4%、調剤1.9%、平均3.7%の引上げ
4. 4. 1	医科5.4%、歯科2.7%、調剤1.9%、平均5.7%の引上げ
5. 4. 1	医療法の改正に伴う診療報酬の部分改定(特定機能病院及び療養型病床群に係るものに限る。)
6. 4. 1	医科3.5%、歯科2.1%、調剤2.0%、平均3.3%の引上げ
6. 10. 1	医科1.7%、歯科0.2%、調剤0.1%、平均1.5%の引上げ［健康保険法の改正と一体として行うもの］
8. 4. 1	医科3.6%、歯科2.2%、調剤1.3%、平均3.4%の引上げ
9. 4. 1	消費税率引上げに伴い0.77%、診療報酬の合理化に伴い0.93%の引上げ
10. 4. 1	医科1.5%、歯科1.5%、調剤0.7%、平均1.5%の引上げ
12. 4. 1	医科2.0%、歯科2.0%、調剤0.8%、平均1.9%の引上げ

出所）厚生労働省保険局医事課

足度の高い医療の提供」「支払者側の正確なチェック」この三つが上手くかみ合って初めて真の歯科医療制度の確立が出来るのではないでしょうか。その上で受診率を高める啓蒙運動を推進してゆく——こうして初めて国民の歯の健康を守る構図が描かれると思います。それでこそ近い将来、8020運動も成果を上げ、『咀嚼機能』の充実はより良い健康づくりの重要な一端を担っていることがますます認識されていくのではないでしょうか。今こそ若い開業歯科医師の力で歯科医業界の変革を図り、また啓蒙活動を展開し、後に続く後輩の為に頑張って頂きたいものです。

今後の歯科医療活動は

○8020運動の啓蒙活動

○生活習慣病に関連したケア

○在宅ケア

○在宅介護に関連した歯のケア

と、従来の治療中心の診療からトータルケアの歯科診療へと活動の場が広がってまいります。従って専門的な学問にプラス他の科の知識も必要となってきます。社会情勢に対応した歯科医療が重要になればなるほど歯科医師の活動分野は広まり、その分、対応する力量のレベルアップが望まれるわけです。

医療保険制度の抜本改革は期待出来るのでしょうか?

今審議されている医療保険制度(歯科を含め)の改革は、平成17年に終了予定とのことですが、中間報告は公開されていません。したがってその内容はわかりませんが、筆者は大幅に改革されるという事はまず期待薄ではないかと思います。なぜなら、診療側、患者さん側、支払者側、この三つの立場に対し公平な判断を下すことが果して可能であろうかというと大いに疑問だからです。もちろんそれぞれの立場の代表、学識経験者そのブレーンで審議が推進されていると思いますが、限られた財源の範囲内では大きな変革は期待薄と思われます。本当に満足の行く改革を望むなら政治そのものの流れを変える位の気迫がないかぎり不可能です。筆者は今の医療保険制度では、診療側、患者側、支払者側の間に大きなギャップがあり過ぎると思えてならないのです。日本の医療制度は諸外国から羨望の眼で見られますが、本来の意味での理想的な医療体制とはどうも異なるものがあると感じるのは果して筆者ひとりだけでしょうか。

過日次のような記事が新聞に掲載されました。これからの医療保険制度の方向を示唆するものとしてご参考にしていただきたいと思います。

厚生労働省の21世紀ビジョンによると、現在5：4：1という比率で配分されている年金、医療、福祉の社会保障給付費が、2025年をメドにその比率を5：3：2に変えてゆく――。

という事である。これは医療費枠が現在の75％に縮小されるという事に他なりません。開業歯科医院の経営にも影響してくるのは必然です。

理想的な診療体制とは？

大病院へ診察に行くと、朝10時頃受付を済ましても、診察をしてもらえるのは3時近くというのがほとんどです。おかしな話ですが健康でなければ病院へ行けないという奇妙な現象です。長時間待って診察は3分、本当に不満

小泉改革の行方
攻防の焦点

④医療費の総額抑制

壁は医師会と橋本派

今月8日朝。自民党本部で開かれた厚生労働部会は、騒然とした空気に包まれた。

「厚生労働省は党と内閣のどちらにつく気か」。伊吹文明元労相は厚労省幹部を前に語気を強めた。経済財政諮問会議が示した基本方針の草案に、津島雄二元厚相らも「社会保障個人会計など絶対にできない」「医療費の総額抑制なんて作文だ」と一斉に反発した。

しかし、11日にまとまった素案には、医療費の総額抑制、社会保障個人会計の創設のほか、病気ごとに治療内容を標準化する医療サービスの標準化、市場原理を導入して医療の効率化を狙う医療機関の株式会社化なども盛り込まれた。厚相経験者で、社会保障制度の問題点を熟知する小泉純一郎首相は「断固として実施」を指示、正面突破を図る構えだ。

医療費の総額抑制などは、森内閣時代の3月末に政府・与党がまとめた「社会保障改革大綱」に盛り込まれている。「勝負はついている」（諮問会議関係者）わけで、今後の焦点は、医療の護送船団方式を根底から揺さぶる株式会社化の導入と、過剰医療体質にメスを入れる医療標準化といえる。

諮問会議の議論が核心部分に入るにつれ、厚労省内部では期待と困惑が交錯し始めている。これまで実現を望みながら政治的要因で着手できなかった「聖域」に踏み込める半面、諮問会議の動きに完全に乗ることは「頼りにしてきた族議員との決別」（幹部）を意味するからだ。

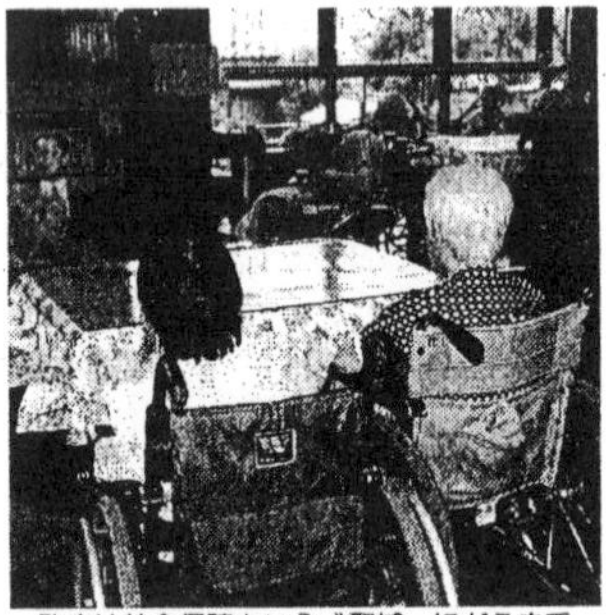

政府は社会保障という〝聖域〟にどこまで踏み込めるのか＝東京都内の病院で

日本医師会関係者は「厚労省の7割が財務省と改革を目指し、2割が族議員に気を配る。残り1割が社会保険庁と国税庁の統合につながる個人会計創設に絶対反対の勢力」と分析。既得権益の死守には「反改革勢力と手を組むことが不可欠」とみる。

その頼みの綱が、橋本派。厚相経験者の一人が「診療報酬引き上げなど重要事項は橋本さんと日本医師会の坪井栄孝会長のボス交で決まる」と断言するように、社労族トップは橋本龍太郎元首相だからだ。

坪井会長は5月20日に和歌山市で開かれた会合で「政府が社会保障という聖域にどういう思想を持っているのか問いたい」と、諮問会議の行方に強い懸念を示した。族議員を巻き込んだ攻防が一段とし烈さを増すことを予感させる一言だった。

【会川晴之】

＝つづく

毎日新聞

足で帰宅される人が大部分です。開業歯科医院にも同様なことが言えます。予約制で行ったにも拘らず同時間帯の患者さんが何人もいて、先生はチェアを行ったり来たりの同時進行の診察です。質問したくても質問しそびれるという声を耳にします。確かに1日100人程も患者さんが来院されて、手抜きの診察をしないで短時間に多数の患者さんを診察しようとすれば、どうしても過密現象をきたしてしまいます。この患者人数では代診の先生も必要です。衛生士しかりです。結局多忙な割りには利益は薄いという結果になってしまいます。これは単なる現象ではありません。ここには、現在の医療制度の問題点が集約されていると言っても過言ではありません。この打開策を考えなければ理想の診療体制とは言いがたいのです。理想の診察は一般的に、一時間当たり3人以内（治療内容にも依りますが）と言われています。院長はインフォームドコンセントを余裕を持って行い、また患者さんも満足の行く治療を受けられます。しかし現実には院長は一日当たり診療時間7時間で、単純計算で21人位の患者さんを診ているという状況のようです。しかも現在の保険点数制度での保険診療が中心ですから、これでは都心のテナントビルで開業の歯科医院の場合は経営が苦しくなるのは必然です。テナント料、人件費、技工代、材料費、雑費等の他、院長の家計費それに将来的な設備投資のための準備金等々を考えますと、どうしても自費の患者さんを増やしていかなければ医院経営、生活設計は難しいのです。自由診療を伸ばすということが絶対不可欠です。政治が抜本的な改革を図ってくれない限りこの構図は変えられないのです。院長も試行錯誤を繰り返しながら頑張っておられますが、心のゆとりを持ってより良い診療技術を発揮し、患者さんに喜んで頂き、それに見合う十分な代価を得てはじめて真の理想的な開業医院と言えるのではないでしょうか？　こういった時代の到来を多くの院長は待っておられるだろうと思います。僻地で頑張っていらっしゃる院長、午後の診察の合間を縫って訪問診療に力を注いでおられる院長、歯科医療に携わっておられる多くの先生方の声を反映した抜本改革を望みたいものです。

開業歯科医師に定年制を！

前に述べましたが70歳代と80歳代の歯科医師が合わせて六，七二四人おられます。この中には現在も診察をされている院長も何人かはおられることでしょう。サラリーマン社会では会長、相談役と言ったポジションの方もおられますが、一般的には60歳位で役職定年制を設けている企業が増えサラリーマンは役職を退きます。その後は関連会社への出向、嘱託など人様々ですが、とにかく65歳を人生の一つの区切りの目標にしておられるのが普通の姿のようです。自営である開業歯科医師は定年と言うものがありません。従っていつまでやっても良いということになるのでしょうが——人生の大きな節目といったものを考えた場合、やはり65歳から70歳位にハッピーリタイアメントされる方が望ましいのではないでしょうか？　残った人生を自分の身体を厭いながら有意義に過ごすためには、余力のある間にリタイアして楽しく日々を送ることが大切だと思います。有終の美を飾り人生を全うしたいものです。また若い歯科医師のためにもある程度の年齢（65歳〜70歳）でリタイアをする事が歯科医業界を活性化するためにベターではないか？と考えます。70歳以上になると患者さんも若いホヤホヤの先生とまた異なった意味での不安感を持つものです。そういった事を考えて70歳位で定年制を設けてほしいものです。そうすれば経営の過当競争の渦に巻き込まれて経営の事に心痛を抱きながら診察に当たっている院長の心を少しは緩和することになるかもしれません。誤解して頂きたくないのは決して邪魔扱いをしているわけではないと言うことです。永年に渡り立派に歯科医業をなし遂げてこられた院長先生です。しかし人生を楽しむためには、やはり元気なうちに転身を図るのがベターではないでしょうか。

ハッピーリタイアメントに向かって！

ハッピーリタイアメントと言っても、70歳近くにさえなれば誰でもが出来るというものではありません。

一番大切なのは老後資金です。40歳代から意識して準備を始め、60歳代にはほぼ目標に近づいているといった周到な計画性が必要です。

次頁の表と次グラフを見てお判りのように日本は世界でも最長寿国と言えます。平成11年の「平均寿命の年次推移」を見ますと、男性77.10歳、女性83.

平均寿命の年次推移

暦年	男	女	男女差
昭和 22	50.06	53.96	3.90
25 － 27	59.57	62.97	3.40
30	63.60	67.75	4.15
35	65.32	70.19	4.87
40	67.74	72.92	5.18
45	69.31	74.66	5.35
50	71.73	76.89	5.16
55	73.35	78.76	5.41
60	74.78	80.48	5.70
平成 2	75.92	81.90	5.98
7	76.38	82.85	6.47
8	77.01	83.59	6.58
9	77.19	83.82	6.63
10	77.16	84.01	6.85
11	77.10	83.99	6.89
			（単位：年）

注１：平成７年までは完全生命表による。
２：昭和45年以前は、沖縄県を除く値である。

99歳で戦後の昭和22年と比較して見ると男性は約27歳、女性は約30歳の飛躍的な伸びとなっています。

という事は、その程度まで生存すると仮定して老後の生活資金を準備しなければならないということになります。

ハッピーリタイアメントの生活資金の必要額は？

次々頁の表は金融広報中央委員会統計調査（平成12年）のデータです。

①老後生活への心配度

このデータから判るように60歳以上では、

○非常に心配 ―― 19.7％

○多少心配である ―― 49.0％

両方合計で68.7％の人が不安を抱いていることを示しています。またその

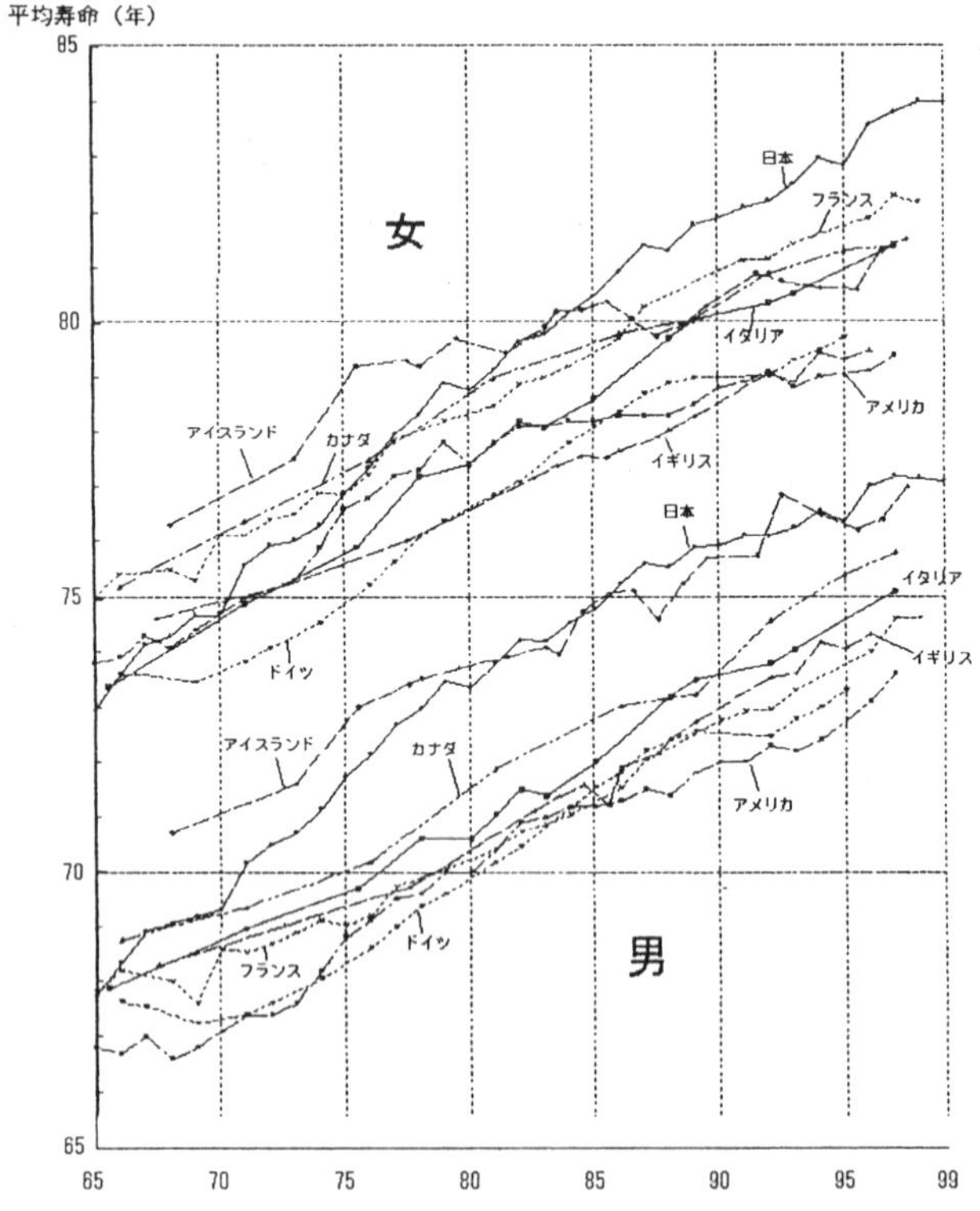

諸外国との比較

注：1990年以前のドイツは、旧西ドイツの数値である。

資料：U.N. Demographic Yearbook, 1997, Special Issue等

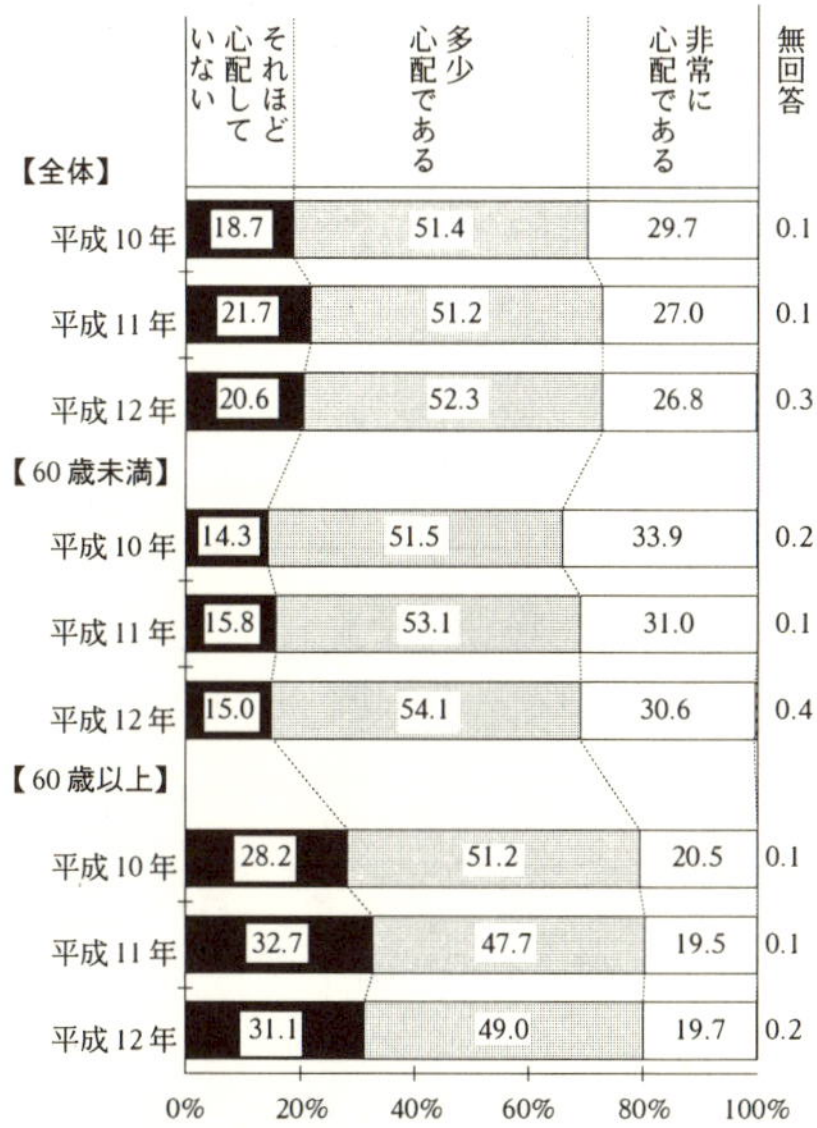

老後の生活への心配

理由として

○十分な貯蓄がない

○年金や保険が十分でない

があげられています。それでは老後の最低生活資金はどれくらいか？

②老後に最低必要な生活費

開業歯科医院の場合は〔60歳以上で1,000万以上〕のランクに入ると思われます。急に生活を切り詰めるといっても限度があります。

③開業歯科医のゆとりのある老後の生活資金は？

次頁の表からだいたい月45万円位が必要な資金というところでしょうか。

ちなみに総務省の『家計総世帯』（平成12年）は、全国の無作為抽出の平均的な数値として次のような結果を出しています。

◇世帯人員数 ―― 2.38人
◇世帯主の年齢 ―― 64.3歳
◇月間消費支出額 ――
27万3,567円

リタイア予定の開業歯科医がゆとりある老後生活を期待するときに必要な資金、月45.3万はこの全国無作為抽出の平均を約18万円上回っている事になります。

老後に最低限必要な生活費（平成12年）

		60歳未満（予想生活費）	60歳以上（実際の生活費）
平均		27	27
年間所得別	200万円未満	24	20
	300万円未満	24	23
	400万円未満	24	25
	500万円未満	25	27
	700万円未満	27	28
	1,000万円未満	29	31
	1.000万円以上	32	37
市郡規模別	13大都市	28	29
	中都市	27	27
	小都市	27	26
	郡部	26	24
			（単位：万円／月）

資料：金融広報中央委員会「貯蓄と消費に関する世論調査」

（注）13大都市…政令指定都市
中都市…13大都市を除く世帯数4万以上の市
小都市…世帯数4万人未満の市
郡部…町・村

次に歯科医夫婦（二人住まい）が64歳以降平均寿命年数まで生きてゆくとした場合の生活資金を試算してみましょう。

ゆとりのある生活資金の必要額は

夫については

45.3万×12ケ月×年数12.8年＝6,958万800円

妻については

ゆとりのある老後の生活費（平成10年）

		最低限の生活費	ゆとりのある生活費	
				ゆとりのための上乗せ額
平均		24	38.3	14.2
世帯年収別	300万円未満	21.4	34.2	12.8
	500万円未満	22.8	35.9	13.2
	700万円未満	23.9	37.8	13.9
	1,000万円未満	25.7	40.4	14.7
	1.000万円以上	28.4	45.3	17.0
市郡規模別	大都市	25.8	42.2	16.4
	中都市	24.7	38.4	13.7
	小都市	23.1	36.1	13.1
	郡部	21.8	35.9	14.1
				（単位：万円／月）

資料：生命保険文化センター「生活保障に関する調査」
（注）1. 調査対象　全国（400地点）18～69歳の男女個人6,000人（回答率70.3%）
2. 調査時期　平成10年5月22日～6月21日。複数回答
3. 大都市…13大都市（政令指定都市）
中都市…13大都市（政令指定都市）を除く人工10万以上の都市
小都市…人工10万人未満の都市
郡部…大・中・小都市以外の地域

45.3万×0.7×12ヶ月×6.89年＝2,621万7,828円

妻の場合、夫の死後一人で生活する期間（83.99歳－77.10歳＝）6.89歳、月間必要資金を二人の場合の7掛けで計算しています（実際には夫婦に年齢差があればそのぶん、妻一人の期間は長くなりますからもっと必要になります）。

二人合わせて

6,958万800円＋2,621万7,828円＝9,579万8,628円。ざっと約1億円です。40歳代からコツコツと少しずつ準備しなければとても用意できる金額ではありません。

資金準備は安全堅実な方法を

若い時に得た利益を株とか不動産中心に投資してしまうと、価値の変動も考えられあまり好ましいものではありません。もっと堅実な方法を取るべきです。公的年金、日歯年金、生保の個人年金などを上手く組み合わせ、少しずつでも資産になるように心掛けてください。後継者の二世開業歯科医がないというケースの場合はテナントとして、施設全般を賃貸するのも一方法ではないでしょうか。立地条件により異なるでしょうが、毎月一定のテナント料が入るのは魅力です。老後の資金の足しにもなります。

また今後はペイオフの問題も十分念頭にいれて対策を講じてください。

余生の過ごし方

一番大切な資金作りの目処が立ったら、余生をどのように過ごすかが課題になります。

○海外旅行等、今まで長時間の時間的な余裕が不可能で出来なかったことを実行して見聞を広める。

○健康作りに参加する。
○趣味を生かす。
○長年培った経験を生かし本を出版する。
○後輩に技術指導をする。
○講演会に参加する（別のポジションの講師の話を聞く）。
○地域社会に参画し親睦を深める。
○ボランティア活動をやってみる。

等々。健康で体力、気力があればまだまだいろんなことが可能でしょう。ボケないで長寿を保ち、穏やかで落ちついた有意義な人生を全うするよう心掛けたいものです。

開業したてで方向もわからずがむしゃらに動き廻った時代。最も充実していた時代。リタイアを考えた時代。ハッピーリタイア後の有意義でゆとりのある時代 ―― 人生には喜怒哀楽はつきものですが、いつの時代でも『歯科医』というひとつの仕事を頑張り抜いて、社会に貢献したという満足感が得られるならば、そのドクターの人生は幸福と言えるのではないでしょうか。

5章にわたり長々と書いてきましたが、その中に歯科の経営のあり方について少しでもお役に立つ点を見いだしていただけるならば、これに過ぎる喜びはありません。まだまだ改革の余地がある歯科医業界ですが、諸先生方のお力と日本歯科医師会の力がともに協力しあい、これからの歯科医業界の発展・向上に力を発揮されますよう切に望み終わりの言葉に代えさせて頂きたいと思います。

参考文献

・新歯科医院経営のすべて　永山正人著　一世出版
・あなたの歯科医院経営　大林茂夫　医歯薬出版
・歯科医院経営ズバリ診断　大林茂夫、渡辺博、山田元樹　デンタルダイヤモンド社
・歯科医療とはなにか　飯塚哲夫　愛育社
・これからの歯科衛生士　百塚雅子、松田裕子、木邑知義　東京書店
・ご存知ですか、歯科技工士　日本歯科技工士会
・こうすれば歯科技工士になれる　日本歯科技工士会編
・医療事務のエキスパート医療秘書　一ツ橋書店
・歯科技工士、歯科衛生士になるには？　ブレーンセンター
・歯の風俗誌　長谷川正康　時空出版
・専門医が語るレーザー医療の最前線　生島ヒロシ、乃木俊辰（東京八重洲クリニック院長）共著　マキノ出版

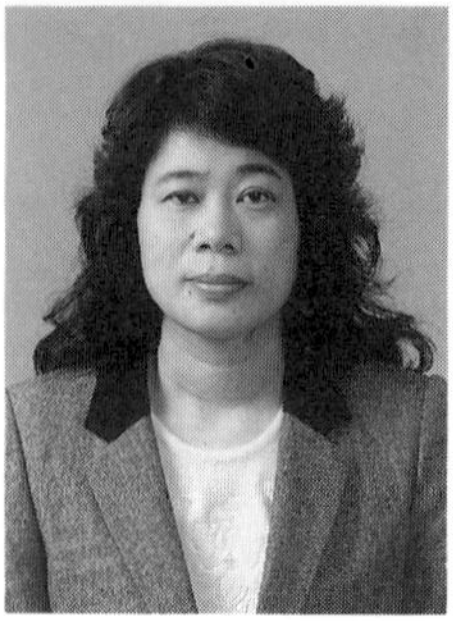

著者略歴

松井 嶺子（まつい みねこ）

デンタル クリニック サービス アドバイザー 代表

1945年 香川県生まれる。
1966年 大阪女子学園短期大学卒業
毎日新聞社勤務
1967年 毎日新聞社退職
1675年 大阪女子学園短期大学へ復学
1976年 衣料管理士（テキスタルアドバイザー）取得
色彩学、消費者保護、心理、行動等まなぶ。
消費者運動参加
松坂屋商品検査室、中学校教員を経て現在
親族経営の開業歯科医院にて、診療補助、経営に参加。

現住所 〒573－1107 大阪府枚方市楠葉中町35－4
TEL・FAX 072（856）1734

21世紀を生き残る
歯科医院繁栄への道しるべ

発　行　　平成13年9月25日　　　定　価　　1,900円(税別)

著　者　　松井 嶺子

発行者　　佐藤 武雄

発行所　　学際企画株式会社　　〒171−0031 東京都豊島区目白2−5−24
TEL　03(3981)7281㈹
e-mail　info@gakusai.co.jp
URL　http://www.gakusai.co.jp

印　刷　　有限会社共栄社

イラスト：宇都宮 信子

ISBN4-906514-41-3 C3047 ¥1900E